MÉLANGES
DE MÉDECINE
ET DE CHIRURGIE.

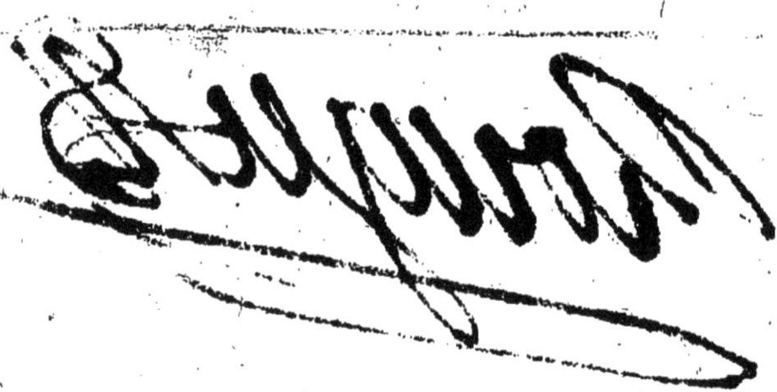

On a déposé, conformément à la loi, deux exemplaires à la Bibliothèque Impériale.

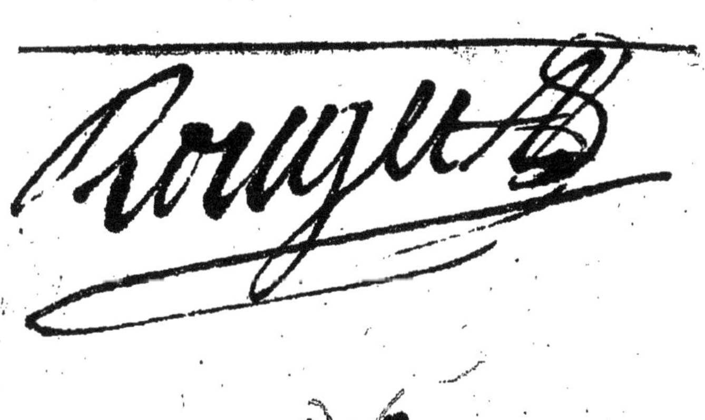

MÉLANGES
DE MÉDECINE
ET DE CHIRURGIE,

Où l'on trouve de nouveaux moyens pour guérir radicalement les Maladies Vénériennes, même celles regardées comme incurables, avec une méthode nouvelle pour arrêter l'hémorragie utérine déterminée par l'inertie de l'utérus, ainsi que la gravure et la description d'un tourniquet récemment inventé.

PAR M. A. D. ROUGET,

Docteur en Médecine de la Faculté de Paris, ancien Chirurgien de première classe des Hôpitaux Militaires, Membre correspondant de l'Académie Impériale de Médecine de Vienne; de celle de Madrid; de la Société de Médecine pratique de Paris, de Bruxelles, de Toulouse, etc.; Membre résident de la Société académique des Sciences de Paris, Médecin de bienfaisance du cinquième arrondissement.

Qui pour l'humanité ne sait que discourir
Doit céder à celui qui parvient à guérir.

A PARIS,

CHEZ ALLUT, Imprimeur-Libraire, rue de l'École de Médecine, N°. 6, vis-à-vis Saint-Côme.
MEQUIGNON ainé, Libraire, même rue, N°. 9.
L'AUTEUR, rue du Petit-Lion-Saint-Sauveur, N°. 20.

1810.

A MONSIEUR

LE COMTE CHAPTAL,

Membre et Trésorier du Sénat Conservateur, grand-officier de la Légion d'honneur, de l'Institut de France, Professeur honoraire de l'Ecole de Médecine de Montpellier, etc., etc.

MONSIEUR,

Cette soif de la science qui est, pour ainsi dire, le génie des grands hommes, s'est manifestée en vous dans la province de Languedoc dès la plus tendre jeunesse. Vous étiez déjà célèbre à l'âge où les autres commencent à peine à s'instruire.

Nous avons vu les Ecoles de Médecine de Montpellier et de Toulouse s'enrichir de vos connaissances et des découvertes que vous versiez dans leur sein avec une générosité honorable pour elles et pour vous.

Bientôt votre nom proclamé avec éclat a retenti dans tout le monde savant.

Né près de votre berceau, entre Montpellier et Toulouse, j'ai dû être électrisé par les accens de votre gloire. Aussi me suis-je empressé d'aller dans les Ecoles illustres que je viens de citer, puiser à leur vraie source les lumières que vous y avez répandues. Vous avez été le phare bienfaiteur qui servit à guider mes premiers pas. Avec quel transport n'ai-je pas vu les honneurs qui sont venus vous environner !

Ce qui ajoute un rayon immortel à votre gloire, c'est ce regard de bienveillance et de considération qu'a jeté sur vous un héros qui remplace à lui seul tous les autres héros. Pouviez-vous désirer une route plus belle pour arriver à la postérité ?

Combien ne dois-je pas être glorieux de l'honneur qu vous m'avez accordé de vous dédier ce faible essai !

Cet ouvrage, que l'on n'a pas regardé tout-à-fait indigne de voir le jour, n'aura de prix que par votre nom qui lui servira de passe-port. Daignez le protéger, Monsieur ; sa destinée et la mienne sont dans vos mains.

J'ai l'honneur d'être avec respect,

Monsieur, Votre très-humble et très-obéissant serviteur,

ROUGET.

PRÉFACE.

L'ART de guérir serait plus près de sa perfection, si le plan sublime d'Hippocrate, ce père de la médecine, eût été mieux suivi. Ne fut-il pas le véritable interprète de la nature, soit dans la description de l'état de santé, soit en indiquant les causes qui préviennent ou disposent aux maladies, soit en développant les ressources de la nature et les prodiges de l'art dans le cas où se dérange la superbe harmonie du corps humain ?

Un grand nombre de siècles a prouvé aux plus grands génies l'étendue immense du sien : Hippocrate a suivi, a pénétré, observé la marche régulière et constante des phénomènes de la nature ; il a su rassembler et choisir des faits reconnus par ses prédécesseurs, par ses contemporains, et en a fait un corps de doctrine immortelle. Le cadre n'est point rempli ; il s'y trouve des lacunes ; il faudrait que chaque individu, cultivateur de cet art divin, versât dans le domaine de la science le contingent de lumière qui frappa sa vue. On pourrait, par ce moyen, espérer un jour plus d'exactitude dans ce qui se passe dans les duplicatures des faces immenses de la nature. Le soleil n'éclaire pas également dans le même instant le globe : tous ceux qui voyent ne peuvent l'apercevoir de la même manière ; de même la nature, quoique constante dans ses phénomènes, ne peut être aperçue généralement : souvent ces phénomènes sont impénétrables, parce que l'homme manque de génie, ou qu'il n'a pas l'instruction nécessaire pour toucher au but. Il faut donc redoubler de travaux, d'activité, pour renforcer son intelligence, pour s'accrocher aux plus petits anneaux ou échelons, une fois évidemment démontrés, afin qu'ils nous conduisent aux principaux ressorts qui dirigent le monde, persuadé que les vérités les plus simples, une fois reconnues utiles, valent plus que les plus beaux systêmes, comme l'a dit Sydenham (1); « car je crois que la moindre

(1) A la page 103 du 47 paragraphe, ligne 18 de la première partie, traduction en français par feu M. F. Jault, docteur en médecine.

nouvelle découverte dans cet art, quand elle n'apprendrait autre chose qu'à guérir le mal de dent, ou les cors des pieds, est infiniment plus estimable que toutes les spéculations subtiles et les hypotheses, qui ne servent peut-être pas davantage au médecin pour la guérison des maladies, qu'il servirait à un architecte d'être habile musicien pour construire des édifices ».

Je vais donc rendre compte de mes aperçus et de mes travaux à l'occasion de diverses infirmités qui affligent l'espèce humaine, d'après des observations laborieuses sur presque toutes les races d'hommes qui peuvent naître sur les points principaux du globe et dans les climats divers. Je traiterai succinctement des maladies vénériennes. J'indiquerai des moyens avec lesquels j'ai victorieusement combattu ce fléau trop généralement répandu sur la terre; cet ennemi si terrible de la propagation de l'espèce humaine, qui la diminue, la fait dégénérer, en même temps qu'il empoisonne les beaux jours des êtres les plus sensibles. Je présenterai encore un nouveau mode pour arrêter l'hémorragie *utérine*, occasionnée après l'accouchement par l'inertie complète de *l'utérus* : ce moyen nouveau a mérité la sanction et les applaudissemens des principales académies de l'Europe. On trouvera aussi la description et gravure d'un tourniquet de mon invention, adopté par la société de l'école de médecine de Paris, et déposé par elle dans son cabinet d'instrumens : l'extrait du rapport fait à cette savante académie par M. Deschamps, chirurgien en chef de l'hôpital de la Charité, se trouve dans le Bulletin de l'Ecole de Médecine de Paris, n°. 5, année 1807.

J'y joindrai quelques autres observations également bien accueillies de diverses académies. Le mode de les présenter par observations détachées me paraît avoir plus d'affinité avec le plan tracé par ceux qui ont fait le plus de bien au genre humain en médecine. Il se rapporte aux vues de M. de Fontenelle, cet homme célèbre qui rendit la science familière. « Rassemblez, dit-il, des vérités de fait; quoiqu'elles parroissent éloignées l'une de l'autre, il en surviendra de nouvelles, qui les lieront, les rendront dans leur case, ou cadre qui leur est propre, avec lasymetrie convenable.» Le fameux et celèbre M. Barthez, mon ancien professeur et ami Barthez, qui a repandu un si grand jour sur un grand nombre de points en médecine, veut encore qu'on rassemble beaucoup de faits, qu'on les classe soi-même, après en avoir recueilli suffisamment, ou qu'on en laisse à d'autres le travail, lorsqu'ils auront le génie suffisant pour savoir glaner dans l'âge de *maturité*.

MÉLANGES

DE MÉDECINE

ET DE CHIRURGIE.

De toutes les calamités qui affligent l'espèce humaine, la maladie vénérienne, prise par contagion ou par transfusion, est celle qui cause le plus de maux. Ses ravages sont plus cruels que ceux occasionnés par les guerres et les pestes qui jusqu'ici ont désolé le globe; ces dernières, quoique bien terribles, n'ont au moins qu'une existence passagère; l'autre exerce chaque jour et incessamment son pouvoir pernicieux. Ce fléau n'épargne ni le sexe ni l'âge : tantôt il se présente avec rapidité et avec fureur, tantôt d'une manière lente et sous un aspect benin, quoique puisé dans la même source. Sur plusieurs personnes qui ont connu dans la même heure le même individu, on en a vu quelques-unes n'être nullement attaquées de cette maladie; d'autres affectées de plusieurs symptômes véroliques sous peu de jours, et d'autres enfin chez lesquelles le mal ne s'est démontré que long-tems après. Chez les uns elle se manifeste par des chancres; chez les autres, par des gonorrhées; chez ceux-ci, par des bubons; chez ceux-là, par des pustules répandues dans différentes parties du corps. Certains individus n'ont qu'un seul symptôme; d'autres en ont plusieurs réunis; d'autres enfin n'éprouvent que des douleurs répandues dans plusieurs articulations du corps. Ce vice syphilitique est encore très-irrégulier sur l'époque où il se manifeste. J'ai vu des malades avoir, le même jour qu'ils contractèrent la maladie, le prépuce tout rongé et percé comme un arrosoir, scorié, gonflé dans toute son étendue, et gangrené le lendemain. J'en ai vu d'autres dont les symptômes n'ont paru que dans les vingt-quatre heures, d'autres deux jours après, d'autres trois, d'autres cinq, d'autres sept jours, d'autres neuf, d'autres onze, d'autre quinze; enfin leur apparition peut se prolonger jusqu'à vingt, trente, quarante jours, une, deux années, et plusieurs autres, mais moins communément. On pourrait, par la manière dont se présente cette maladie, quoiqu'elle prenne sa source dans le même principe, et d'après l'époque de son apparition, la diviser en maladie syphilitique aiguë, et en chronique : en la classifiant ainsi, et d'après cette dénomination, il serait facile de la distinguer d'une infinité d'autres maladies qui ont une physionomie à peu près semblable, et dès-lors on ne serait plus divisé sur le traitement. Cette maladie, véritable protée, a beau se voiler sous mille formes diverses, elle conserve cependant son type originaire, et ne peut échapper à la sagacité de l'homme doué du génie médical, et nourri en outre de connaissances théoriques et pratiques. C'est au sein des hôpitaux, dans ce livre vivant de la nature, qu'on apprend à la démasquer et à la combattre. En plongeant dans l'effrayant abîme des calamités humaines, le coup d'œil du médecin s'étend et se fortifie. Il joint à l'art de peindre à nos yeux ces fléaux désespérans, l'art plus précieux encore de les guérir ; car l'homme qui n'a pour savoir unique que le talent de cadencer des phrases séduisantes, d'éblouir par un vain faste de mots, est souvent bien plus dangereux qu'utile, surtout à ceux qui entrent dans la carrière. Il faudrait que le jeune élève fût aussi sage qu'Ulysse, qu'il eût la prudence de s'attacher au gouvernail de la science, pour résister à la voix de ces sirènes trompeuses. Le malheur, c'est que le public est toujours dupe d'un babil élégant, et du charlatanisme d'un discours brillanté. Il n'est guère que ceux qui sont doués d'un jugement sain, et qui d'ailleurs se sont armés de bonne heure du microscope de l'expérience, qui distinguent la maigreur du génie et le charlatanisme de l'ignorance sous une livrée pompeuse.

J'ai dit plus haut que le mal vénérien ravageait la nature humaine en se promenant de métamorphose en métamorphose. Vingt-quatre ans d'une pratique constante dans la médecine m'ont fait voir ce vice syphilitique tantôt sous le caractère du rhumatisme, tantôt fièvre intermittente, paralysie, cécité, phthisie pulmonaire, phthisie mésentérique, hydropisie, squirrosité des glandes conglobées et glandes conglomérées. J'ai vu aussi les ongles attaqués, les cheveux tomber, la voix se perdre, des dartres survenir, des érysipèles simples à la figure, écrouelles miliaires à d'autres parties, ozène, polype au nez comme à la matrice, hémorroïdes, strangurie, exostose, carie, fistule lacrymale, à l'anus, etc.

Le vice vénérien n'est qu'un, quoiqu'il se présente sous différentes formes : cela dépend de l'énergie plus ou moins forte du sujet contagié, ou de son mode de conformation. Il est plus apte à inoculer la gonorrhée à l'un, des chancres ou des bubons à l'autre. Il en est de même, quant à l'impression que fait son acrimonie ou principe destructif sur le corps des animaux, soit humains ou autres. Quoique le vice syphilitique ne soit qu'un, comme nous venons de le dire, il est néanmoins susceptible de devenir plus contagieux à raison du tems qu'il a séjourné dans le corps qui le communique. J'ai observé différens degrés de son activité accélérée, en Espagne surtout, où la pluralité des habitans des grandes villes, des villes de garnison ou des ports de mer, en est affectée. J'y ai vu des symptômes vénériens aussi graves que ceux arrivés à l'époque où cette maladie s'est manifestée en Europe. On m'a assuré que de jeunes personnes étaient mortes dans l'instant de leur inoculation, d'autres dans les vingt-quatre heures.

Pour moi, j'ai traité des jeunes gens que la contagion avait atteints le jour même de l'acte de l'inoculation du mal syphilitique. D'où dérivait un effet si rapide ? Je vais l'expliquer. Ce poison subtil est communiqué par des femmes vomies en Europe des contrées les plus brûlantes du globe : leur berceau est le Brésil, le Pérou, la Havane; d'autres arrivent de Séville, de Cadix, de Malaga, de l'Estramadure. Le climat qui provoque sans cesse la transpiration, la vigueur de l'âge, ont aidé à ces malheureuses à combattre le fléau contagieux qui circule sans cesse dans leurs membres, et qui les mine sourdement. On peut s'imaginer de quelle violence, de quelle activité doit être un venin qui a vieilli avec elles, et n'a été absorbé en apparence que par l'irritation des règles qui purgent périodiquement les femmes, ou pallié seulement par le secours de quelque remède. Le ravage de ce fléau terrible se fait sentir avec plus d'acrimonie chez les jeunes gens, dont le physique n'a reçu le contact d'aucune impression funeste, etqui, commela fleur printanière, cède et se flétrit aisément sous le souffle orageux de l'aquilon. On a remarqué, dis-je, que c'étaient ces jeunes naïfs et innocens, à qui leur passion ne permet aucune défense, qui tombaient les premiers la victime et la proie de ces femmes perverses : l'Espagne en est infectée ; elles font le tour de ce royaume, en distribuant de ville en ville le poison qui les ronge.

Madrid est ordinairement le dernier théâtre où elles viennent vendre les débris de leurs charmes et de leur scélératesse. Mais comment, dira-t-on, ce mal si terrible ne détruit-il pas plus vite chez elles l'édifice fragile de la nature ? Leurs nerfs, émus d'abord par l'irritation du mal, s'y habituent insensiblement : c'est ainsi que le palais blasé de vieux marins, dans les voyages de long cours, n'est plus que légèrement agacé par le rum le plus fort. Qui ne connaît la puissance de l'habitude ? Le fameux roi de Pont, Mithridate, avait vaincu les plus violens poisons.

Le vice syphilitique, ai-je dit, est plus ou moins dangereux et difficile à guérir relativement à son acrimonie, et à l'âge ainsi qu'au tempérament du sujet auquel il est communiqué ; suivant la partie par laquelle il se sera introduit, et par son ancienneté dans le corps contagié : s'il a été répercuté ou mal guéri, soit par la faute du malade de n'avoir pas continué une bonne méthode, soit que la personne qui aura soigné le malade n'ait pas connu le vrai principe de la maladie. Celle-ci s'aggrave pareillement lorsqu'on l'a prise dans un pays chaud et qu'on va dans un pays froid : dans une égalité d'ancienneté des personnes contagiées, celle qui est très-âcre est bien difficile à guérir ; elle l'est davantage si le vice s'est introduit par toute autre voie que les parties génitales ; elle le deviendra encore plus s'il l'a été par une blessure, surtout si la blessure ou ulcère imprégné est situé à telle ou telle partie essentielle à la vie ou à son entretien : il y a encore beaucoup plus de ténacité à guérir cette maladie lorsqu'elle a été répercutée ; elle est encore très-difficile à vaincre lorsqu'on l'apporte en venant au monde ; lorsqu'elle est compliquée avec le scorbut, les écrouelles, les dartres, le pian. La plus facile à guérir est celle qui n'est mêlée avec aucune maladie nouvelle, lorsque le sujet qui en est affecté est d'ailleurs bien constitué.

Toutes les méthodes connues et adoptées

par divers maîtres de l'art sont bonnes ; néanmoins il est des cas où il faut donner la préférence à celles qui sont les plus admissibles avec tous les tempéramens ; savoir : les frictions mercurielles par extinctions, jointes à une tisane qui porte à la peau : par exemple, lorsque le sujet à traiter a la poitrine délicate ou l'estomac ; le genre vasculaire ou nerveux, etc. Cependant il est des cas où, ne pouvant choisir, on se voit forcé de tâtonner celle des méthodes qui agit plus directement contre le mal, et le plus vite, sans déranger aucun organe essentiel de la personne que l'on soigne ; souvent aussi il faut les varier, d'autres fois les marier ensemble, et d'autres fois, enfin, y joindre des moyens de guérison qu'on n'a pas employés jusqu'ici, et que je détaillerai plus bas.

La maladie vénérienne peut se guérir radicalement par les méthodes connues jusqu'à présent ; et c'est cependant ce qu'on n'exécute pas en général : cela dépend de ce que personne n'a indiqué quel était le moment où il fallait cesser de donner des remèdes lorsqu'on soignait du vice vénérien un malade. Quelques-uns le fixent par le nombre de frictions mercurielles qu'ils ont données ; les autres, par le nombre de pilules ; les autres, par la quantité de grains de sublimé qu'ils administrent ; et la minorité des médecins prétend qu'il faut prendre un peu plus du remède lorsque tout a disparu, sans fixer précisément le terme ; d'où il peut résulter de grands dangers. En suivant ces principes, la maladie revient très - souvent, et sous des formes différentes : c'est ordinairement quelque tems après. Le malade s'étant cru guéri, se persuade l'avoir gagnée nouvellement, tandis que c'est l'ancien vice qui, ayant peu à peu repris ses forces, reparaît de nouveau, quelquefois même avec plus d'acharnement. En faisant ce que mes réflexions m'ont suggéré, et ce que m'ont confirmé la pratique et l'expérience, on ne manquera jamais d'obtenir une parfaite guérison. On éteindra par ce moyen cette cruelle maladie, le fléau de la société ; on étouffera un germe qui ne vise qu'à la destruction de l'espèce humaine, et qu'à propager des maux dont elle est continuellement attaquée.

Ceux qui le fixent sur le nombre de frictions, ou de grains ou de pilules, ne savent-ils pas que tel malade du même âge, qui paraît avoir un tempérament égal, reçoit plus d'impression d'un grain, que l'autre de quatre ? C'est donc au tempérament, à sa disposition que fait varier le climat, et à d'autres circonstances, qu'il faut avoir égard. Il y a encore d'autres principes plus sûrs à suivre, principes que la pratique et l'observation m'ont confirmés; c'est de voir l'effet que produit sur tel ou tel malade votre méthode adoptée; et lorsqu'à l'époque où le remède doit agir vous voyez que les symptômes de la maladie sont attaqués, vous devez continuer la méthode tout le tems que vous apercevrez que son action contre le mal est la même, observant que lorsque son activité n'est plus si forte, vous en admettez une autre, jusqu'à ce que vous croyiez que le mal est détruit; ce que j'indiquerai plus bas, en attestant quinze ans d'un succès complet sur des cas regardés comme désespérés, et en citant les personnes et les lieux où j'ai obtenu ces guérisons.

Si les méthodes ont été fructueuses au commencement de leur application, et qu'ensuite le corps du malade se soit accoutumé au mercure, sous quelle forme qu'il soit appliqué (remède le meilleur qu'on ait connu jusqu'à présent contre le vice vénérien, lorsqu'il est bien administré); que son effet n'agit plus, soit dans le commencement du traitement, soit que le malade en ait subi plusieurs, ce qui arrive ordinairement; il y aura alors un préambule à remplir, que plusieurs suivent comme simple accessoire, et que je désigne comme indispensable et infaillible pour redonner à la machine les dispositions nécessaires à recevoir les méthodes qu'on avait été forcé d'abandonner par suite de la cessation entière ou presque totale de l'action du mercure contre le mal; le corps, comme je l'ai déjà dit, s'étant habitué par degrés à la présence de ce remède. Lors donc qu'on aura pris ce que j'ai mis en usage avec succès, on pourra revenir à la méthode que l'on voudra, ou même à celle dont on aura fait déjà usage, et l'on acquerra la même aptitude à guérir, que si l'on commençait pour la première fois.

Ce moyen consiste à faire prendre au malade que vous traitez les antiscorbutiques, soit en suc, sirop ou vin de même qualité, pendant quinze ou vingt jours; ensuite vous reprenez les antivénériens, en intercalant de tems en tems les antiscorbutiques pendant six à huit jours, ou plus, si le mercure n'agissait pas bien : cela se suit ainsi jusqu'à parfaite guérison. Elle sera complète si l'on donne du remède qui aura montré le plus d'action contre le vice vénérien, à la dose d'un quart en sus de la totalité de celui qu'il a fallu pour faire disparaître le mal dans les maladies locales et récentes ; un tiers en sus du total donné jusqu'au moment où tous les symptômes auront disparu, lorsque la maladie est plus ancienne ; et enfin la moitié du tout en sus pour les cas invétérés. Dans un ouvrage plus étendu que je me propose de donner, je détaillerai plus exactement ce principe, que l'expérience de près de vingt ans a confirmé par d'heureux succès.

PREMIERE OBSERVATION,

Pour prouver le bon effet de l'administration des antiscorbutiques, lorsque le sujet est accoutumé au mercure au point que celui-ci n'agit plus contre le vice vénérien.

M. Caïgal, âgé de dix-neuf ans, lieutenant de cavalerie espagnole, fils du gouverneur des îles Canaries, me fit appeler lorsque j'étais à Madrid, dans le mois de mars de l'an 1804. Il avait un vice vénérien qui lui attaquait tous les systêmes ; la situation était la suivante. Il avait un chancre à l'arc du sourcil ; une fistule lacrymale ; un bubon aux glandes du cou ; le gland et le prépuce scoriés ; une exostose abcédée ; des douleurs dans toutes les articulations ; une maigreur générale ; sans appétit, et faisant très-mal la digestion de la petite quantité de nourriture qu'il prenait ; le pouls très-faible et fébrile ; il ne pouvait presque se bouger : il fallait, pour le mettre dans le bain, le porter avec un drap, et le descendre dans la baignoire. M'étant convaincu de l'abus qu'on avait fait du mercure pour combattre son mal (car on lui avait fait subir cinq méthodes différentes sans pouvoir le guérir), je mis en usage ma méthode des antiscorbutiques, pour rendre à son corps l'aptitude à recevoir avec fruit le mercure, ainsi que je l'avais observé depuis long-temps dans beaucoup de circonstances. Je lui fis prendre des bains tièdes d'un quart d'heure, en même tems que des bouillons antiscorbutiques, pendant quinze jours. Il prenait avant le dîner et le souper quatre onces de teinture de quinquina faite à l'eau; et dans ses repas, du vin moins mêlé qu'à l'ordinaire. Après ce préalable, je lui fis prendre des frictions mercurielles à petites doses, avec une légère tisane de salsepareille, qu'il buvait lorsqu'il avait soif, pour toute boisson. Il prit quatre frictions suivies dans quatre jours; ensuite il mit un jour, deux jours d'intervalle; le jour qu'il devait reprendre une friction il prenait un bain tiède; après douze frictions, je les suspendis pour huit jours; pendant ce tems, il prit les sucs d'herbes antiscorbutiques; il mangeait dans ses repas de la salade de cresson. Ensuite je repris les frictions, en augmentant peu à peu la dose jusqu'à celle de trois gros ; puis je redescendis jusqu'à la dose par laquelle j'avais commencé. Je suspendis encore de tems en tems les frictions pour faire prendre les antiscorbutiques ; par ce traitement, tous les symptômes disparurent comme par enchantement ; le malade fut guéri dans l'espace de trois mois ; la fistule et l'exostose disparurent sans opération.

II. OBSERVATION,

Où les antiscorbutiques mirent un autre malade à même de recevoir le mercure avec succès, après avoir reconnu qu'il ne pouvait plus agir contre le mal vénérien, son corps y ayant été accoutumé par des traitemens antérieurs.

DON BICENTE BAYO me fit appeler, l'an 1803, en consultation avec *Don Jose Seberalops*, professeur public de médecine du collége de Saint-Charles de Madrid, et un chirurgien de la même ville. Le malade avait eu une gonorrhée vénérienne qui était tombée dans les bourses long-tems avant que nous ne fussions appelés, ce qui avait infecté les humeurs de tout le corps de cet individu. Il n'avait pas été bien traité, ni pu l'être, par l'habitude que son corps avait contractée avec la présence du mercure. Ce malade avait pour tout symptôme un testicule engorgé ; des douleurs dans plusieurs articulations, et notamment à celle du fémur avec la hanche du côté droit. Cette articulation menaçait d'une luxation prochaine, par cause du gonflement, les cartilages et le ligament qui enveloppent la tête du fémur, et qui se trouvent dans la cavité cotyloïde. Le malade ne pouvait plus marcher : cette extrémité s'était alongée d'un grand demi-pouce, ce dont on était convaincu en les confrontant tous les deux. Je proposai la méthode du préalable des antiscorbutiques, puis ensuite le mercure bien dosé, sous la forme que l'on voudrait; mais je leur observai en même tems que ce qu'il y avait de plus urgent était la luxation prochaine, qui allait s'effectuer si on n'y remédiait avant d'attaquer la masse des humeurs. Je proposai donc, pour éviter le plus tôt possible cet accident, l'application de deux moxas aussi prèsque possible de la tête du fémur; ce qui fut adopté. Les ayant appliqués le même jour, j'eus l'avantage de voir que dans les premières vingt-quatre heures l'engorgement s'était résous de moitié; cela se continua à tel point, que vers le douzième jour de leur application, le malade marcha dans son appartement, boitant à peine. Il sortit le quinzième jour, au grand étonnement de M. *Seberalops*, qui le trouva à la *Puerta del Sol*. On commença en même tems la méthode citée; il fut de mieux en mieux. Trois mois après il était si fort et si bien portant, qu'il alla faire un voyage à sa terre dite la *Grange*; à son retour, il voulut s'unir de nouveau avec sa femme, contre mon avis, étant persuadé que le mal reviendrait (1). Son inexactitude à suivre mes conseils me dégoûta de le voir davantage. Quatre mois après cette époque, il voulut me consulter pour des douleurs qui lui étaient revenues : je lui dis que je ne me rendrais pas chez lui, qu'il ne fît auparavant appeler une consultation des médecins les plus renommés. Il ne voulut point y consentir, et je ne voulus pas le revoir.

---

(1) Je voulais plutôt faire subir un traitement à son épouse.

III. OBSERVATION,

Où les antiscorbutiques ont facilité la guérison d'un jeune homme aveugle depuis deux mois, à la suite d'une gale vénérienne répercutée, qui s'était jetée sur le globe des yeux.

Le nommé M. ..... neveu de *Lostedano*, de Tolède, âgé de vingt-deux ans, garde-du-corps du roi Charles IV, gagna une gaie vénérienne en couchant dans un lit, lorsqu'il vint accompagner sur les frontières de Francele roi d'Etrurie. Il se fit traiter à son retour, mais si mal, que quelque tems après il devint aveugle. Je fus appelé de concert avec un chirurgien-major de son corps, et je proposai la méthode dont j'ai parlé; elle fut adoptée. J'y joignis un grand vésicatoire à chaque bras, permanent jusqu'à la guérison. J'avais proposé que, si on ne parvenait pas à le guérir par ladite méthode, on rappelât chez lui de nouveau la gale, mais de l'espèce bénigne : je n'eus pas besoin de ce dernier moyen, il guérit parfaitement. Ses yeux redevinrent aussi brillans qu'ils l'avaient été jadis, et sa vue fut pareillement aussi bonne.

tièdes, pour adoucir l'irritation qu'il avait à la peau, et qui paraissait celle d'un lépreux.

Six jours après l'usage des antiscorbutiques, le progrès des symptômes s'arrêta, sa mélancolie fut moins sombre, et insensiblement le gonflement des jambes diminua. L'acrimonie des scoriations ne fut plus aussi forte; et lorsque je vis, au bout d'un mois de ce traitement, que le scorbut était très-affaibli, j'y joignis le sublimé corrosif, que j'avais fait cesser, puisqu'il avait exaspéré le mal et rendu la situation du malade plus pénible. J'eus la satisfaction, peu de jours après, de voir que le mélange des antivénériens avec les antiscorbutiques remplissait parfaitement mon but; les symptômes diminuèrent de jour en jour, et enfin, après six semaines de leur usage, il ne restait au malade qu'un léger suintement aux extrémités, presque sans gonflement à la peau: je le fis disparaître par une pommade dessicative. Après que tous les symptômes eurent entièrement cessé, je continuai, d'après ma méthode, le même remède à la dose de la moitié en sus de la quantité qu'il avait fallu pour les faire disparaître, ayant jugé cette maladie invétérée. Le malade s'est parfaitement bien porté ensuite.

V. OBSERVATION,

Qui prouve encore le bon effet que produisent les antiscorbutiques pour redonner au corps l'aptitude à recevoir le mercure avec succès, comme la première fois, lorsque les personnes se sont tellement accoutumées au mercure par le grand nombre de fois qu'elles y ont recouru pour combattre différentes maladies vénériennes, qu'ensuite le mercure n'agit plus sur elles.

M. Henry, né Français, ancien général de la Vendée, vint à Madrid l'an 1802; il fut trouver M. Orthega, pharmacien et professeur de botanique, homme d'un grand talent, et le pria de lui indiquer une personne qui pût le guérir. Ce dernier voulut bien me désigner. M. Henry vint me consulter avec un de ses compagnons de voyage, également Français. Le premier me dit qu'on lui avait fait subir plusieurs traitemens pour différens ulcères qu'il avait aux parties génitales, à la partie supérieure et interne des cuisses, au voile du palais, à la partie supérieure du pharynx et près des amygdales, qui faisaient craindre une ouverture extérieure au cou. Chaque traitement avait paru d'abord le soulager; mais peu de tems après les ulcères revenaient avec plus d'activité. Il me dit avoir choisi de bons médecins dans tous les endroits où on l'avait traité, comme à Saint-Pétersbourg, à Londres, Edimbourg, Lisbonne, Paris. Son ami avait également suivi plusieurs traitemens pour se débarrasser d'une gonorrhée qui était tombée dans les bourses; ce qui l'empêchait d'aller en poste à franc-étrier. Le testicule était douloureux, d'un tiers plus gros que dans son état naturel; la gonorrhée allait et venait. Lorsqu'il me consulta, il avait quelques douleurs dans différentes articulations : il désespérait de pouvoir jamais guérir. L'expérience que j'avais d'un très-grand nombre de personnes que j'avais rétablies d'après la méthode adoptée des antiscorbutiques, m'excita à le rassurer, et à lui promettre une guérison radicale s'il avait la confiance, la docilité, la patience et l'exactitude à faire ce que je lui indiquerais; ce qui ne devait être ni long, ni pénible, ni coûteux. Tous les deux m'assurèrent qu'ils feraient strictement tout ce que je leur prescrirais. Je leur dictai un régime convenable, leur fis prendre les antiscorbutiques pendant environ un mois ; après quoi je leur administrai les frictions mercurielles par extinction, avec une tisane de salsepareille ; en même tems, à chaque six ou huit frictions, je les faisais cesser pour huit jours, et, dans cet intervalle, je leur faisais prendre les antiscorbutiques et la tisane citée : après quoi je revenais aux frictions. Je continuai de cette manière jusqu'à ce que tous les symptômes eurent disparu. Ils prirent ensuite pendant quinze jours les antiscorbutiques, et enfin après cela un tiers en sus du remède qu'il avait fallu pour faire disparaître les symptômes : ils ont été tous deux parfaitement guéris. M. Henry resta près d'un an après à Madrid, me témoignant très-souvent sa reconnaissance. Son compagnon partit pour Saint-Pétersbourg, en poste, à franc-étrier, et nous écrivit quelque tems après qu'il se portait bien, et que le voyage ne l'avait pas incommodé.

Il y a différentes opinions sur la gonorrhée, soit celle qui survient chez les hommes, soit celle qui arrive chez les femmes. Quelques-uns disent que jamais elle n'est vénérienne ; ce sont les gens à systême, comme sont la plupart des Anglais. Ce qui forme l'opinion de ces individus, c'est qu'ils n'ont pas bien observé les malades, ou n'ont pas eu l'occasion de voir beaucoup de ces espèces de maladies ; car, autrement, ils auraient été sûrs que la plupart sont vénériennes. Tous ceux qui ont vu beaucoup de malades attaqués de ce vice, en sont convaincus. Eh ! pourquoi, leur dirai-je, vous permettez-vous d'écrire ou d'émettre votre opinion sans avoir une somme assez grande d'observations pour appuyer votre systême ? Croyez-vous faire prévaloir vos raisonnemens contre des faits certains et invariables ? Ce que je vais en dire est puisé dans la source de la vérité, et appuyé d'observations faites sur un grand nombre de personnes, et divers climats où j'ai voulu aller exercer l'art de guérir, afin de m'instruire davantage, et de voir les vérités des symptômes de diverses maladies. Toutes les gonorrhées ne sont pas vénériennes; quelquefois elles ne dérivent que de la crise d'une humeur rhumatismale, goutteuse oudartreuse; d'autres fois elles sont causées par un stimulus alcalin, puisé dans la partie sexuelle, ou développé dans ces parties, comme chez les femmes qui, dans les pays chauds, négligent ordinairement les devoirs de la propreté. J'ai donné la gonorrhée à volonté à des jeunes gens qu'excitait la curiosité d'un événement semblable, et cela avec l'alcali volatil fluor, mêlé avec un peu d'eau et injecté dans le canal de l'urètre. Je l'ai fait aussid'autres fois, avec fruit, pour rappeler une gonorrhée suspendue, qui compliquait de gonflement le testicule. Il faut donc, me dira-t-on, traiter toutes les gonorrhées comme vénériennes, puisqu'elles se ressemblent presque toutes dans leur commencement. Je ne dis pas cela. Mais comment distinguerez-vous la vénérienne de celle qui ne l'est pas? Comment! Suivez la marche de la nature, et vous le reconnaîtrez. Lorsqu'elle n'est pas vénérienne, le seul régime et une boisson abondante et tempérante la fait disparaître dans sept, neuf, onze, au plus tard quinze jours. Si, au contraire, à cette époque, la maladie se soutient avec la même rigueur, soyez sûr qu'elle est vénérienne. Le régime que le malade aura tenu sera donc compté pour rien ? Non : il l'aura préparé à recevoir les antivénériens, que vous appliquerez alors avec succès, n'ayant plus la crainte de vous en servir inutilement.

VI. OBSERVATION.

L'AN 1806, j'ai été appelé ici à Paris, rue M...... pour deux personnes, mari et femme, qui avaient depuis près de quatre ans le vice vénérien. Ce vice se manifestait aux parties génitales, à la bouche et autres parties du corps : ils avaient déjà subi plusieurs traitemens, qui faisaient bien disparaître les symptômes; mais, ne continuant pas assez long-tems ces remèdes, le mal revenait quatre, six mois après. Dans les deux derniers traitemens, les symptômes ne disparurent pas; au contraire, ils paraissaient vouloir s'aggraver. Dans cet état, je commençai à les traiter. Je leur prescrivis la méthode des antiscorbutiques préalablement, ensuite le sirop de Cuisinier activé avec le muriate de mercure suroxigéné à petites doses; on intercala de tems en tems les antiscorbutiques, et je fis prendre un tiers en sus du sirop qu'il avait fallu pour faire disparaître les symptômes syphilitiques. La guérison se procura assez vîte, et fut parfaite quoiqu'elle se fît dans le fort de l'hiver ; les personnes continuent de se bien porter.

Il y a un an que j'ai traité une personne qui avait le mal syphilitique depuis vingt ans : ce qui a fait qu'elle a résisté si long-tems, c'est son séjour en Espagne, où la chaleur affaiblissait par la transpiration la force de la maladie. Etant venu à Paris, où le climat est beaucoup plus froid et plus humide, il s'est vu dominer par ce vice, qui affectait les parties génitales, l'ombilic, et particulièrement la poitrine. J'ai suivi le même principe des antiscorbutiques ; je lui ai fait prendre le sirop de Cuisinier, mêlé avec le muriate de mercure suroxigéné, aux doses accoutumées, en intercalant les antiscorbutiques. Ce malade, quoique affecté de ce vice depuis vingt ans, a commencé, immédiatement après ce traitement, à jouir d'une bonne santé.

AUTRE OBSERVATION

Qui prouve puissamment en faveur des antiscorbutiques, quand il s'agit d'accélérer la cure des maladies vénériennes.

JÉRÔME GALLIEN, orfèvre, vers la fin du mois d'août 1809, me fit appeler rue Chapon, n°. 17, à Paris. Je le trouvai affecté d'un engorgement squirreux dans un des témoins génitoires; de plus il avait un catarrhe de vessie, et le canal de l'urètre, chez lui, était tellement rétréci, qu'il en était presque obstrué. Il était assiégé, à l'entrée et dans le cours de la nuit, de maux de tête. Violens voulait-il uriner; à peine laissait-il échapper quelques gouttes d'une manière insensible, et presque sans s'en apercevoir. Au moindre travail il ressentait des lassitudes très-fortes; son corps s'atténuait, s'amaigrissait de jour en jour, et il n'offrait plus aux yeux qu'une espèce de fantôme.

Le sieur Gallien me dit que son indisposition datait de quatre années. Il me déclara encore qu'il avait subi cinq à six traitemens par des hommes expérimentés dans leur art, sans en avoir tiré aucun fruit.

La méthode des antiscorbutiques précéda avec succès les préparatifs mercuriels. Le sirop antiscorbutique opéra avec vigueur contre le catarrhe ; l'effet de ce remède fut si énergique que les symptômes vénériens les plus caractérisés se manifestèrent, et firent leur explosion à la partie qui manifeste l'homme, et avec laquelle il travaille à la propagation de l'espèce. Après avoir employé trois semaines les antiscorbutiques, j'eus recours aux préparatifs mercuriels ; et ces préparatifs, dont l'effet avait été nul jusqu'alors, eurent le succès le plus grand. Le vice vénérien ayant été détruit, je dilatai le canal à l'aide des bougies emplastiques ; et quatre mois suffirent pour opérer complètement la cure.

Je pourrais donner un plus grand nombre d'observations, qui toutes prouveraient en faveur de la méthode adoptée des antiscorbutiques, ainsi que de celle citée plus haut, de la dose du remède prise en sus de celui qu'il avait fallu pour faire disparaître les symptômes ; mais je croirais ennuyer le lecteur par des répétitions. J'ai cru qu'il me suffisait de donner les cas les plus rares par leur ancienneté, leurs effets ou leur complication avec d'autres maladies qu'on avait regardées comme incurables et mortelles (1).

L'expérience m'a indiqué que l'effet des bougies emplastiques est supérieur à celui des bougies de gomme élastique, pour combattre et guérir les excoriations ou ulcérations dont le canal de l'urètre se trouve déchiré. L'effet de ces bougies est encore très-utile pour les spasmes déterminés par irritation locale.

Peut-être est-il vrai que ces bougies agissent plus lentement et servent moins directement contre les vaisseaux variqueux qui peuvent se rencontrer dans le canal. Mais par quelque main qu'elles soient employées, elles agissent sans douleur et sans danger, quand bien même le canal serait tortueux et aurait perdu de sa figure naturelle. Ce résultat ne peut être le même au moyen de la sonde ou des bougies de gomme élastique.

J'ajouterai que l'emplâtre ou pommade que j'emploie pour ces bougies est de cire et d'huile.

J'ai guéri avec beaucoup de succès et promptement différens individus attaqués du vice syphilitique. La méthode que j'ai adoptée m'est particulière : elle consiste à administrer au malade des préparations mercurielles par la voie du rectum ; je me sers du calomélas amalgamé avec un corps onctueux et les pilules de Béloste. Je crois qu'on peut user de toutes les préparations qui se font avaller.

Cette voie me paraît plus sûre et sujette à moins d'inconvéniens que celle de la bouche, adoptée usuellement ; du moins le succès que j'en ai obtenu m'en a semblé plus rapide.

Ce mode nouveau sera admissible pour les individus surtout dont l'estomac et la poitrine sont délicats, dans la crainte d'affecter ces organes essentiels à la vie.

METHODE NOUVELLE

Pour arrêter une hémorragie utérine, occasionnée par une inertie complète de la matrice, après l'accouchement à terme.

AVANT d'indiquer les moyens que je propose pour arrêter cette hémorragie, je vais rappeler ce que c'est que l'inertie de la matrice, les signes qui la font reconnaître, les causes qui la déterminent, et les moyens que je mis en usage avec le plus grand succès en 1789, après avoir inutilement employé tous les remèdes connus jusqu'alors.

L'inertie de la matrice est le défaut de moyens qui lui sont nécessaires pour se contracter et pour resserrer les vaisseaux béans où se trouvait adapté le placenta. Dans cet état de flaccidité, les vaisseaux donnent une grande quantité de sang.

On acquiert la certitude que la matrice a perdu l'énergie nécessaire pour remplir sa fonction naturelle après l'accouchement, lorsqu'on voit sortir une grande quantité de sang de la vulve; qu'en mettant une main sur la région hypogastrique on ne trouve pas, dans cette région, une tumeur ovoïde, qui annonce la contraction de la matrice; et qu'en insinuant une main dans sa cavité, on trouve ses parois affaissés; on est sûr alors de son inertie. Il y a deux causes principales de l'atonie de la matrice; savoir, l'extension trop forte des fibres de ce viscère, et l'épuisement de la femme, déterminé de plusieurs manières.

Les hémorragies occasionnées par l'atonie de l'utérus étaient regardées, avant cette méthode, comme très-dangereuses: le moyen que je propose a retiré des bras de la mort une femme qui était affectée de cette maladie.

Les choses propres que j'ai imaginées pour arrêter ces hémorragies, sont d'avoir une vessie de cochon, ou, à son défaut, un ballon de peau de chamois, lequel, en le soufflant, puisse remplir la cavité de la matrice, aidé par un bandage de corps appliqué convenablement. Cet appareil suspend l'hémorragie et donne le tems d'obvier aux causes de la perte de sang. Je vais détailler ce que je fis dans un cas d'inertie de matrice.

En 1789, je fus appelé pour une femme en couche dans le faubourg St.-Cyprien à Toulouse. Au moment où j'entrai son accouchement se terminait. Je la visitai. Ayant reconnu l'atonie de la matrice, je mis aussitôt en usage les moyens indiqués par les plus grands maîtres de l'art; commençant par les plus doux, et progressivement arrivant aux plus énergiques, sans perdre une seconde, tels que l'agacement léger du museau de tanche, l'intérieur de cet organe avec le dos de ma main; les frictions en même tems sur le bas-ventre; l'oxycrat appliqué, injecté intérieurement; la glace même. Voyant que je ne pouvais l'arrêter, je mis en usage le moyen que j'ai indiqué, et que j'avais imaginé un an auparavant. J'introduisis la vessie flasque dans la matrice, nantie d'un chalumeau (qu'on pourrait faire de gomme élastique); il me servit à souffler l'air nécessaire pour la remplir: lorqu'elle le fut, je bouchai le chalumeau; j'appliquai un bandage de corps, qui, de concert avec les parties environnantes, pressa la matrice, laquelle se trouva par ce moyen entre deux puissances, l'une intérieure, et l'autre extérieure, ce qui produisit la suspension du sang.

Mais la perte qu'elle en avait faite pendant l'accouchement, avait épuisé la femme. Alors je m'occupai avec empressement de réparer les forces qu'elle avait diminuées, en lui faisant prendre de bons consommés de deux en deux heures, pour produire, aussi vite que possible, de nouveau sang, qui pût aller nourrir et relever les forces de la machine. Je crus que ce moment favorable était arrivé, lorsque la femme remuait très-bien les autres parties du corps. Le pouls, la figure, enfin tout l'ensemble annonçait assez de vigueur, et je me dis : la matrice étant dépendante du corps, doit aussi avoir acquis le ton nécessaire pour remplir sa fonction.

Je supposai pour lors la femme avec une fausse grossesse, et j'imitai, autant qu'il fut en mon pouvoir, l'accouchement naturel. Je commençai à laisser sortir un peu d'air de la vessie ; je sollicitai par des frictions sur le bas-ventre et l'agacement léger du museau de tanche, les contractions de la matrice ; ce qui s'effectua par de petites douleurs. Je laissai aller par gradation l'air de la vessie, et lorsque je sentis à la region hypogastrique, cette tumeur ovoïde dont nous avons parlé, je sortis entièrement la vessie, comme l'on fait du placenta; la matrice se contracta entièrement et l'hémorragie ne donna plus.

Lorsque l'inertie est occasionnée par l'extension trop forte des fibres de la matrice, comme il arrive quelquefois à la suite des grossesses des jumeaux, ou dans un travail pénible de l'accouchement, on se sert, pour arrêter le sang, des mêmes moyens indiqués dans l'observation précédente : on attend quelque tems que la matrice délassée reprenne son ton naturel, comme le font les autres muscles en pareils cas.

RÉFLEXIONS SUR CETTE OBSERVATION.

Si l'on craignait que l'air en stagnation se raréfiât et n'irritât trop la matrice, on pourrait joindre à l'extrémité extérieure du chalumeau, une autre vessie remplie d'air condensé, qui, communiquant avec celui de la vessie introduite, le tiendrait au degré que l'on désirerait : on pourrait aussi laisser sortir un peu d'air de tems en tems, ou mieux encore, laisser un intervalle de deux lignes entre les parois de la matrice et la vessie, et tamponner le vagin.

PROPOSITION.

Ne serait-il pas mieux de mettre en usage la méthode que je viens d'indiquer, lorsqu'il y a inertie de l'utérus, que de recourir à l'application du vinaigre, ou de la glace qui, en arrêtant l'hémorragie, suspend ordinairement les lochies, et fait naître d'autres accidens presque aussi graves, ce que n'opère pas le moyen qui m'a si bien réussi ?

OBSERVATION

Sur un accouchement laborieux.

Le 4 décembre 1807, j'ai accouché, rue Quincampoix, une demoiselle de vingt-six ans, rachitique. Son bassin était assez bien conformé, mais le thorax était la partie qui se ressentait le plus de la susdite maladie. Cette demoiselle vivait avec ses parens, à qui la grossesse a été cachée jusqu'à l'époque des douleurs de l'enfantement. Sa constitution faible, délicate, sensible, choses qui avaient été augmentées par ses imprudences durant la grossesse, avait amené un état de débilité qui faisait craindre qu'elle ne manquât des forces nécessaires pour accoucher. Le 2 décembre je fus appelé auprès d'elle ; je la trouvai avec des douleurs qui avaient commencé dix-huit heures avant. La journée se passa avec de légères douleurs ; vers minuit les douleurs redoublèrent, et me firent croire que l'accouchement se terminerait bientôt. Je me déterminai alors d'aller secrètement trouver le père de la demoiselle, en cas de quelque accident grave. La malade ne voulait point y consentir, craignant la colère, ou plutôt la férocité de ses parens, et surtout de sa mère. Le père, malgré que je lui eusse fait connaître l'état de la malade, ne put retenir son emportement. Il courut auprès d'elle malgré moi, et fit éclater son indignation; il me fallut toute la fermeté et la prudence possible pour le retenir dans son emportement. Je ne veux point vous peindre ce qu'un vil préjugé excita dans cet homme, qui oubliait les lois de la nature et celles du sang. A peine le père fut-il arrivé dans la chambre, que cette fille malheureuse n'eut plus de douleurs d'enfantement jusqu'à la pointe du jour, qu'elles reparurent. Ces douleurs allaient assez bien, lorsque tout-à-coup elles s'arrêtèrent, vers midi, par la visite de la mère. Il serait trop long et trop pénible d'apprendre ce que j'eus à souffrir pour sauver cette malheureuse fille; enfin, après beaucoup de représentations, faites avec douceur, soutenues de bonnes raisons, et surtout enfin des menaces d'aller instruire le commissaire de police s'ils entravaient la marche de l'accouchement, soit dans les fonctions de la nature, soit dans l'application des moyens de l'art, voyant ma résolution et la mauvaise situation de la malade, il sembla que la nature parlait à leur cœur, et ils parurent en tout dociles à me seconder pour faciliter la délivrance de cette infortunée. L'accouchement s'effectua le 4 décembre, mais non sans un travail très-laborieux pour elle et pour moi. La tête de l'enfant, après avoir franchi le détroit inférieur, débordant les parties génitales externes, n'avançait pas, et une hémorragie survenue à cet instant me fit craindre pour la vie de l'enfant et de la mère. Je m'empressai de passer le doigt indicateur sur la région temporelle de l'enfant, jusqu'à son cou ; là, je trouvai la cause de l'hémorragie et celle de l'empêchement de la sortie de l'enfant, retenu par le cordon ombilical qui entourait deux fois son cou, le déplacement de l'enfant ayant tiraillé le placenta, qui s'était dégrafé en partie, et qui produisait l'hémorragie. La partie adhérente empêchait que l'enfant ne fût expulsé à moins de couper le cordon, ou qu'on n'exposât la mère à un renversement de matrice si le placenta ne se dégrafait, ou enfin une hémorragie très-grave s'il se dégrafait en entier avant que l'accouchement ne fût terminé. Je tirai alors un tant soit peu la tête de l'enfant pour me faciliter à couper le cordon et sa ligature; après qu'il le fut, je le dégageai du cou, et la sortie de l'enfant se fit immédiatement après par les contractions de la matrice, et en tirant à moi l'enfant avec douceur. L'hémorragie considérable qui était survenue pendant l'accouchement par le dégrafement du placenta, et qui continuait, joint au peu de force que la malade avait déjà avant d'accoucher, me déterminèrent d'extraire le placenta, de suite, après la sortie de l'enfant, pour parer aux accidens de cette grande perte de sang. L'ayant délivrée, je fus menacé de voir l'inertie de la matrice, car elle fut paresseuse à se contracter, et je ne réussis à lui faire reprendre ses fonctions qu'en agaçant légèrement son museau par des frictions sur le bas-ventre, aux reins, et en irritant la partie supérieure des cuisses, où passant les nerfs cruraux, ce qui m'a souvent réussi dans ces cas: l'état de faiblesse de la malade, et toutes les tracasseries qu'elle avait éprouvées, m'avaient fait craindre l'hémorragie après l'accouchement, ce qui m'avait fait munir de tout ce qui est reconnu propre pour l'arrêter. Je ne me servis que de l'agacement léger de la matrice, ou des parties qui y correspondent immédiatement, et du vinaigre que je lui fis approcher des narines; elle eut plusieurs défaillances pendant plus d'une heure et demie après la délivrance terminée, qui disparurent par de bon bouillon avec un peu de vin de-demi-heure en demi-heure pour réparer ses forces, joint aux agacemens cités à la matrice. Je la laissai sur le lit de misère jusqu'à ce que les plus fortes faiblesses fussent passés, et que l'écoulement du sang fût fixé à la quantité ordinaire; puis elle fut mise dans un lit propre à son état. Lorsque je vis l'état convenable survenir, je dictai le régime propre aux circonstances, et fus me reposer. Le soir, je fus la voir; je la trouvai très-bien; le lendemain de même. La fièvre de lait fut légère, comme il arrive toutes les fois qu'il y a eu une grande évacuation de sang. Le lendemain de la fièvre, la mère de l'accouchée, d'un caractère hypocrite et méchant, voulut, malgré mon avis, et à mon insu, la faire lever; elle lui mit du linge humide et froid, d'après le dire de la malade et de la garde. Le soir, en arrivant, je fus très-surpris de trouver la malade avec de la fièvre, un grand mal de tête, une pesanteur considérable sur la poitrine, avec forte difficulté de respirer; une espèce de râlement; une expectoration abondante, mais difficile; les lochies presque suspendues. Après avoir questionné la malade, je ne doutai plus que les imprudences de la mère, faites à dessein, ou innocemment, ne fussent la cause de la suppression des lochies, ce qui occasionne tous les accidens cités. Je vis la malade encore dans un éminent danger. Je lui appliquai de suite de la moutarde aux deux pieds, pour aider à rappeler les lochies. Huit à dix minutes après son application, les lochies furent rappelées. Voici les propres expressions de la malade durant son allégement, qui s'opéra en dix minutes. Il semble qu'on me tire le mal que je ressens dans la poitrine, avec une corde, et cette corde paraît prendre origine, dit-elle, aux jambes; de plus, je sens une colique; c'était la matrice qui rentrait dans ses fonctions. Ah! voilà, me dit-elle, un caillot; enfin, je me trouve bien ; encore une fois vous êtes mon sauveur : expressions sans prix pour celui qui aime l'humanité et son état, et lorsqu'elles sont accompagnées d'un soulagement si prompt pour ses semblables. Les lochies reparurent avec une couleur plus rouge pour l'instant; mais dans le cours de la nuit elles revinrent comme à l'ordinaire. Quoique leur présence fût très-prononcée, ainsi que l'allégement de la poitrine et la tranquillité du pouls, il lui restait une douleur de tête qui se faisait sentir principalement au front et l'occiput. Je lui fis prendre une dose de laudanum liquide de Sydenham, avec l'eau de mélisse, de fleur d'oranger et sirop de capillaire. Dans le même instant qu'elle prit la potion, la malade éprouva une affection singulière qu'elle rendit par ces termes : Ah! bon Dieu, je meurs! j'ai envie de vomir, je suis guérie, je n'ai plus de mal de tête. Je lui répliquai : Mais, enfin, qu'avez-vous éprouvé ? Elle me répond quelque chose qui a passé dans tout mon corps comme une électrisation, qui semblait vouloir m'enlever la vie. Enfin, je suis bien, n'en parlons plus; allez-vous coucher. J'ordonnai de réappliquer les sinapismes chaque quatre ou six heures, pendant demi ou trois quarts d'heure. Je faisais répéter cette application, parce que j'ai observé que lorsque les lochies se sont suspendues dans une couche, elles ont de la propension à s'arrêter souvent à la plus petite chose contraire à leur cours; passé les premières dix-huit heures, je ne les fis appliquer que chaque douze, ensuite chaque vingt-quatre heures, pour entretenir alors une légère irritation à la plante des pieds, qui attirait les lochies à leur endroit naturel. Vers le vingt-unième jour de la couche, la mère de la malade voulut la transférer à un rez-de-chaussée pour vaquer à des affaires, se trouvant passablement bien pour son état. Le feu prit à la cheminée le 26; la peur saisit la malade; le peu de lochies qu'elle avait s'arrêtèrent : nouveaux accidens à la poitrine et à la tête, mais moins forts. J'appliquai les sinapismes qui lui avaient fait tant de bien auparavant, mais ils ne purent ramener les lochies, quoiqu'ils adoucirent un peu les accidens. Je fus obligé d'appliquer les vésicatoires aux jambes, qui la délivrèrent de tout son mal.

OBSERVATION.

Sur un Accouchement provoqué à sept mois par une colère.

MADAME C...... rue du ...... à Paris, se trouvait enceinte de sept mois et quelques jours, lorsqu'elle me fit appeler pour des douleurs qu'elle ressentait dans la région qu'occupe la matrice. Ces douleurs avaient été précédées d'un malaise survenu après une forte colère qu'elle avait eue une quinzaine de jours auparavant. J'augurai que cette vive émotion avait provoqué ces douleurs. Je la visitai, et fus convaincu que l'accouchement allait s'effectuer; ce qui arriva dans les vingt-quatre heures. Il n'y eut rien de particulier dans l'opération; l'enfant se présenta bien; les douleurs ou contractions de la matrice suivirent leur cours naturel. Je facilitai l'expulsion du placenta d'après la méthode de Levret : la matrice se trouva dans cet instant un peu paresseuse. Cette dame ne voulant pas nourrir, je lui dictai un régime plus strict que si elle avait allaité, afin de prévenir les accidens de la fièvre de lait. Les lochies suivirent leur marche ordinaire dans les premiers jours ; la fièvre de lait se fit sentir à peine. Vers le huitième jour après l'accouchement, cette dame se trouvant très-bien, voulut rester long-tems levée, quoique le tems fût humide et froid. Elle joua aux cartes, parla beaucoup ; le lendemain je la trouvai indisposée, un peu de colique, mal de tête ; une fièvre légère, soif, irritation dans tout son corps ; les lochies diminuées ; je crus que c'était la transpiration arrêtée qui avait provoqué ces accidens ; la suite me prouva (autant que cela peut l'être en médecine), que cette situation paraissait dépendre de répétition nerveuse, imprimée par cette colère qui avait excité l'accouchement. Je calmai et fis disparaître ces symptômes par une diète exacte, une tisane légère de scorsonère et de fleur de coquelicot ; le liniment suivant fut appliqué chaque quatre heures.

R. Onguent d'Althea, 2 onces.
baume tranquille, 1 once.
huile de rhue, ... demi-once.

Je joignis à ce traitement des lavemens

émolliens : ces moyens firent disparaître tout le malaise dans deux fois vingt-quatre heures ; les forces reprirent assez vite chez la malade ; mais, au mois correspondant, nouvelle colique située au même endroit déjà cité. Je prescrivis les mêmes remèdes qui m'avaient si bien réussi : ils n'eurent pas autant de succès d'abord, soit que le corps de la malade y fût accoutumé, soit que cette nouvelle colique eût affecté beaucoup plus son esprit. M'apercevant que le liniment n'avait pas autant d'action contre le spasme de la matrice, j'y joignis vingt-quatre grains d'opium, dissous dans l'eau de guimauve, qui, avec les choses décrites, réussirent suivant mes désirs à faire disparaître la colique. Pendant les deux jours qu'il me fallut pour combattre ces nouveaux accidens, je réfléchis sur tout ce qui s'était passé. Je crus reconnaître une coutume spasmodique, qui allait s'établir en accès dans la matrice de cette dame. Lorsque l'irritation fut passée, je prescrivis l'ipécacuanha, afin de donner une secousse à tous les viscères abdominaux, qui avaient reçu l'influence de cette maladie, et en particulier l'estomac, qui était surchargé de saburres, sachant combien les vomitifs sont propres à débarrasser promptement le ventricule, et afin de donner encore de la force par cette espèce d'électrisation, non-seulement à ce viscère, mais à tout ce qui l'environne. Je donnai la préférence à l'ipécacuanha parce qu'il irrite moins, et parce que je lui crois la vertu d'agir comme tonique, ou de relever l'activité de la matrice et des voies digestives. La malade étant débarrassée encore une fois de cet accès de colique, elle reprit promptement ses forces. Je lui conseillai d'éviter de se mettre en colère, enfin tout ce qui pouvait l'affaiblir ou provoquer l'irritation nerveuse de cette partie ; de prendre quelques bains domestiques ; de boire un peu plus de vin qu'à son ordinaire, mais sans excès ; d'user des pilules d'opium matin et soir à la dose ordinaire. Ces pilules devaient être d'un demi-grain chacune, et être prises huit à dix jours avant le tems correspondant au mois où la colique s'était déclarée, et les continuer huit jours après cette époque. Cette méthode, ainsi répétée deux fois, a conservé une parfaite santé à cette dame, qui est redevenue enceinte dix-huit mois après. Pendant cette dernière grossesse, lorsqu'elle a été vers le septième mois, elle m'a fait appeler pour me faire part d'un malaise particulier qu'elle ressentait à la matrice et aux reins, et qui ressemblait à celui qu'elle avait éprouvé dans la couche prématurée; je lui prescrivis quelques bains, les antispasmodiques : ces accidens disparurent, et la grossesse est arrivée au terme de neuf mois. J'ai assisté à ses couches, qui ont été heureuses.

Reflexion sur cet événement.

Je crois qu'on pourrait éviter beaucoup d'avortemens chez les femmes qui font des fausses couches toujours à la même époque de leur grossesse, en leur faisant faire usage des mêmes moyens.

Ce moyen ne préviendrait-il pas ces accès spasmodiques que la matrice ressent à cette époque, et qui sont déterminés de tant de manières? Je propose cette question à l'intelligence du genie physiologique, de praticiens consommés.

OBSERVATION.

Sur des ulcères gangreneux survenus après des anthrax.

DUNA Bazilisca Gautier, âgée de quarante-quatre ans, habitante de Madrid, me fit appeler l'an 1803, au commencement du printems, pour me consulter sur des ulcères qu'elle avait au tronc et aux extrémités, survenus à la suite d'anthrax, joints à un état de faiblesse que je vais faire connaître.

Cette maladie avait commencé, il y avait alors deux ans, par des furoncles qui venaient un à un, deux à deux ou deux à trois, se présentant tantôt au tronc, tantôt aux extrémités. Avant de me consulter, cette dame avait demandé du secours à plusieurs personnes distinguées dans l'art de guérir en cette capitale, notamment MM. Naira et *Don Jose* Severalops. Ces deux derniers, professeurs de clinique au collége St.-Charles de Madrid, lui prescrivirent les remèdes qui leur parurent les plus convenables, mais sans aucun succès : la maladie faisait toujours des progrès, et l'état où je trouvai la malade était celui-ci. Prostration de forces en général ; l'action musculaire très-affaiblie, car à peine se pouvait-elle tenir debout ; l'action du cerveau singulièrement diminuée, ce qui se faisait connaître par la diminution très-sensible de tous les sens, etc. Point d'appétit; l'estomac digérait mal ; elle avait des palpitations de cœur ; le pouls était pauvre ; elle avait fréquemment des syncopes qui l'alarmaient beaucoup ; le sommeil n'était point naturel ; c'était comme dans un état comateux ; elle avait ses règles, quoique imparfaitement ; le corps s'amaigrissait tous les jours ; elle avait trois ulcères gangreneux, l'un situé à la face externe de la cuisse droite, le second à la fesse gauche, et le troisième au creux du jarret. Celui-ci était accompagné de duretés et de sinuosités qui se dirigeaient près l'artère poplitée et vers les ligamens de l'articulation voisine. Après avoir examiné l'état de cette femme, je la crus dans un imminent danger, surtout ayant été traitée par des personnes reconnues habiles, et la malade se trouvant dans l'âge critique; néanmoins je voulus essayer quelques remèdes qui eurent un succès complet.

Ayant reconnu, par les phénomènes qui s'étaient passés en cette femme, que le principe vital était extrêmement affaibli (ce qu'on pouvait d'autant mieux apprécier, qu'elle était venue par degrés à cet état), je me déterminai à lui faire adopter un plan de guérison tonique, antiseptique et analeptique, tel que je le vais décrire. Je lui prescrivis le quinquina trois fois par jour, en variant les doses et ses préparations, joint à l'opium, matin et soir, à la dose accoutumée; elle prit en même tems les bouillons de chair de vipère, avec les plantes antiscorbutiques et dépuratoires soir et matin; pour tisane, l'eau acidulée avec les acides végétaux, et, sur la fin de la guérison, avec l'acide sulfurique. Les alimens étaient des viandes blanches et des volatiles les plus succulens, joints aux végétaux de la meilleure qualité; du pain le mieux fait et le meilleur; le vin du pays le plus exquis, pris jusqu'à la gaîté. Ces remèdes étaient variés à propos tant pour leur dose que pour leur préparation, en y joignant, quand je le crus convenable, ceux de leur classe, pour agir avec même activité, pour mener d'un pas égal à la cure, d'après leur effet salutaire reconnu d'abord.

J'observai avec une grande satisfaction, quelques jours après ce plan de régime, que madame Gautier allait mieux. Voici ce qui se passa de plus remarquable dès le moment que le bien se fit sentir. Ces syncopes qui lui donnaient tant de peine disparurent; l'action musculaire se fit un peu mieux; l'appétit revenait en même tems que les forces digestives; la sensibilité fut plus naturelle; le pouls se développa; la chaleur des extrémités inférieures revint avec toutes les autres forces; peu à peu enfin le sommeil devint naturel: dès ce moment tout reprit rapidement de l'activité, jusqu'à parfaite guérison. Quant aux ulcères, la suppuration devint meilleure à proportion que les forces augmentaient et que les fonctions se faisaient mieux. Celui de la cuisse fut cicatrisé au bout de trois semaines; celui de la fesse dans cinq, et l'autre au bout de six, mais imparfaitement. Ce dernier ne se cicatrisant qu'au bord, m'indiquait qu'il fallait prévenir le séjour des matières dans le fond du sinus, pour compléter la guérison; ce que je fis par le moyen d'une compression bien faite, jointe à une bonne situation. J'obtins complètement la guérison au bout de deux mois et demi, ce qui n'avait pu se réaliser auparavant de faire prendre les remèdes intérieurs. Il ne resta à la jambe qu'une difficulté de l'étendre, ce qui disparut bientôt par les mouvemens de flexion et d'extension que je fis faire. Cette dame jouissait d'une très-bonne santé l'an 1805, en septembre, lorsque je m'éloignai de Madrid.

OBSERVATION

Sur une fracture de la jambe, à la suite d'un coup de biscayen qui avait emporté presque le tiers inférieur du tibia et du péroné, guérie sans amputation.

Je crois qu'il y a plus de gloire et de satisfaction à guérir en évitant une opération et des douleurs aux malades, que de s'attirer des applaudissemens par la dextérité à l'application des principes de leur manuel. Je trouvai l'occasion de développer ce principe qui m'est si agréable, me trouvant chirurgien de première classe à l'armée des Pyrénées Orientales.

L'an II de la république française, étant de service à l'hôpital militaire Ste.-Claire à Perpignan, il se présenta un prisonnier espagnol le 24 floréal, qui se nommait Pierre Carrascal, âgé de vingt-huit ans, d'une bonne constitution, avec une fracture des deux os de la jambe, à un pouce au-dessus des malléoles, par suite d'un coup de feu qu'il avait reçu trois jours auparavant, et qui avait presque emporté le tiers du tube du tibia et du péroné, ainsi que les parties molles qui récouvraient antérieurement ces os, compliquée d'un gonflement inflammatoire à la partie supérieure de la fracture, et d'un gonflement pâteux à la partie inférieure avec des phlictènes. La plaie était gangreneuse, la suppuration qui en émanait était fétide, de mauvaise couleur; il avait de la fièvre. J'attribuais ces derniers accidens à la nature de la plaie, d'autant plus qu'on n'avait rien fait au malade qu'appliquer de la charpie sur sa blessure, et un bandage contentif. Malgré le mauvais état de ce malade, je formai le projet d'éviter l'amputation, que j'aurais faite au moment de la blessure, comme le conseille M. Le Comte dans un de ses Mémoires sur les plaies d'armes à feu, qui fut couronné l'année 1754, par l'Académie royale de Chirurgie de Paris. Voici dont la manière que je me comportai pour sauver la jambe à cet homme; j'eus un interprète pour me faire comprendre du malade, pour le consoler, et tâcher par-là de gagner sa confiance, ce qui aide si particulièrement au succès. Je le plaçai dans un lit convenable pour son état; je découvris de nouveau sa plaie, à laquelle je fis les incisions nécessaires pour me faciliter l'extraction de quelques portions d'os dénuées du périoste; après quoi je lavai la plaie avec la décoction de quina, aiguisée par le sel ammoniac, l'eau-de-vie camphrée; la plaie fut recouverte avec un plumaceau chargé de styrax, par-dessus lequel on mit la poudre de quina; l'engorgement inflammatoire fut recouvert par un cataplasme émollient; et le pâteux ainsi que la plaie furent enveloppés de compresses imbibées de la décoction citée, le tout soutenu par un bandage approprié; on mouilla avec la même décoction le bandage de tems en tems. Le soir on fit une petite saignée au malade; on lui donna un lavement, un grain d'opium pour la nuit, du bouillon de quatre en quatre heures, avec du vin et de la limonade pour boisson. Au pansement du lendemain matin, cinquième jour de sa blessure, je trouvai beaucoup de calme dans le pouls, la plaie exhalait moins d'odeur, le gonflement inflammatoire était moins intense, le pâteux un peu atténué, les phlictènes affaissés; n'en étant pas survenu d'autres, même pansement, même prescription. Le sixième jour de sa blessure, et le troisième jour de son entrée à l'hôpital, les phlictènes avaient disparu en grande partie avec l'empâtement; la plaie devenait aussi de meilleure couleur, ainsi que la suppuration; l'engorgement inflammatoire ne put se résoudre, et m'annonça un abcès; même pansement, même régime: le septième, le dépôt étant mûr, je l'ouvris, le pansai avec du digestif simple: du reste, même pansement que les précédens. Le huitième jour, ayant trouvé le malade très-tranquille, la plaie vermeille, j'ordonnai une soupe et un peu de vin. Le neuvième jour, suppression du cataplasme de styrax, ainsi que la décoction mentionnée, l'engorgement pâteux se trouvant résous: pour les alimens, deux soupes et un peu plus de vin que les autres jours. Le dixième jour, j'ajoutai pour régime, seulement une côtelette et un peu de pain. Le onzième, tout allant en mieux, même pansement, même régime. Le douzième, le bien étant continu, je portai la dose de vin à un quart et demi; je fis appliquer sur les extrémités des os fracturés, la charpie mouillée avec la décoction de guimauve, pour faciliter l'exfoliation. Le quinzième, je lui donnai la demie pour aliment, et les trois-quarts vin : l'exfoliation se fit peu à peu et sans accident ; il ne survint qu'un petit dépôt vers le vingtième jour, lequel fut ouvert ; la guérison suivit sa marche : au trentième tout allait bien ; je lui donnai pour ses alimens les trois quarts et la portion vin. Enfin vers le soixantième l'exfoliation fut complète, et le soixante-dixième jour de sa blessure sa plaie fut cicatrisée ; il ne resta à ce malade qu'une difficulté d'étendre les orteils, par la déperdition des substances des muscles propres à cette fonction vis-à-vis la fracture, à laquelle difficulté on remédia par le moyen d'un bandage en manière d'étrier, qui facilita la marche. Je fis voir ce malade, après sa guérison, à MM. Adoux, Larrey cadet, La Faye, officiers de santé de première classe, en exercice dans le même hôpital. Ces messieurs m'ont dit depuis que cet exemple les détermina, dans plusieurs cas approchans, à éviter l'opération, ce que j'ai fait encore moi-même, et que je n'aurais point entrepris sans cet heureux hasard.

OBSERVATION

Sur une folie occasionnée par la suppression subite du lait aux mamelles, déterminée par une peur, laquelle folie fut guérie par la musique.

Je donnai mes soins avec succès dans un accouchement, à Toulouse, à une jeune femme âgée d'environ vingt-cinq ans. Deux mois après, cette femme s'étant hasardée à sortir lorsque tout allait très-bien, éprouva tout-à-coup une peur qui supprima son lait, très-abondant dans la mamelle. Dès l'instant que l'affluence du lait à la gorge fut arrêtée, la malade ressentit un grand froid aux épaules, un frisson général, et comme un bandeau glacé autour du front. Le même soir, le sommeil fut interrompu par des rêves accompagnés d'agitations, de sursauts, de palpitations de cœur. La plupart de ces symptômes furent permanens, et quelques autres allaient et venaient. Le lendemain, on s'aperçut que sa raison se troublait : à cette époque commencèrent des ris sans motif, auxquels succédaient des pleurs, le tout suivi d'une profonde mélancolie. On me rappela pour la soigner dans cette nouvelle maladie, que je regardai comme très-difficile à guérir, ainsi que le sont celles qui sont occasionnées par le lait. Mon premier avis fut de rappeler le lait aux mamelles par la succion, fût-ce par le moyen de la bouche ou d'un instrument, et d'irriter en même tems, par la moutarde ou équivalent, la gorge, afin d'atteindre au même but. A la seconde visite je demandai si on avait commencé d'exécuter mon ordonnance ; on me dit que non, et, de plus, que la malade ne voulait pas la suivre absolument. On me pria très-vivement d'évacuer le lait, croyant que je pouvais le faire à volonté, comme si l'on tournait le robinet d'une fontaine. Je répondis que je ferais mon possible. A cet effet, j'ordonnai la saignée du pied à la malade, pour dégager la tête et tâcher de déplacer la métastase du lait qui paraissait porter au cerveau ou ses dépendances. Je lui prescrivis la tisane de la décoction de racine de canne de Provence, racine de bardane, feuilles de cerfeuil et de menthe, des purgatifs, chaque deux ou trois jours, avec les drastiques mêlés de sels neutres. La saignée ne fut point faite; les autres choses le furent tant bien que mal. Observant que la maladie continuait avec plus de ténacité, et voyant l'inexactitude à faire les remèdes, je leur dis de consulter quelqu'un; puis je cessai d'y aller. On ne fit rien de quatre ou six jours. On revint au bout de ce tems me supplier de la secourir. Je me laissai entraîner. Malgré que la malade fût aliénée, elle me conservait beaucoup de confiance, et de plus voulait toujours être avec moi. Me rappelant qu'en bonne santé elle s'amusait infiniment au spectacle, je l'y conduisis plusieurs fois. Elle s'y trouvait assez tranquille. Un bal masqué s'offrit dans l'entr'acte d'une pièce, par le moyen des acteurs de ce théâtre. Le rideau se lève; des lustres ornés de bougies éclatantes paraissent au même instant; l'affluence des masques est considérable; tout cela, accompagné d'une musique bruyante, fit un effet magique; ce coup de théâtre fut-très bien exécuté : tout cet ensemble affecta si singulièrement la malade, et d'une manières agréable, qu'elle me dit : O Dieu ! je ne sais ce qui se passe en moi ; le plaisir que je ressens m'enchante et a fait disparaître le bandeau glacé ; mais j'ai un battement de cœur considérable, la respiration un peu gênée, jointe à une chaleur particulière. Je lui répliquai, en lui touchant le pouls : Bah ! bah ! ce n'est rien ; mais voyez donc comme c'est plaisant ! voyez le costume de celui-ci, la figure de celui-là. Enfin mon but était d'exalter son plaisir par une espèce de magnétisme, effet connu depuis longtems, puisque Cicéron dit dans son plaidoyer : Pleurez avec ceux qui pleurent, si vous voulez exciter les pleurs, si vous voulez aussi gagner leur confiance ou leur affection ; et ainsi des autres passions, si vous voulez les exciter, les faire naître ou les augmenter. Sur la fin du bal, la sueur se déclara si fort, qu'il semblait qu'elle fût sortie d'un bain chaud ; le pouls développé m'annonçait encore de la sueur ; elle était d'une odeur aigre. Pour l'entretenir, je fis faire au café attenant le théâtre, du thé avec des feuilles de capillaire et un peu de coquelicot, que je lui fis prendre tout le tems du restant de la pièce. Je fis venir une chaise à porteurs. La comédie finie, je la fis envelopper très-chaudement, et la fis placer dans la chaise, afin de prévenir les mauvais effets de l'air froid, et pour ne pas arrêter la transpiration abondante qui continuait. Lorsqu'elle fut rendue chez elle on la mit dans un lit bien chaud; elle prit un bon bouillon avec un peu d'excellent vin. Le régime de la nuit fut du bouillon, chaque quatre heures, avec du vin, et la tisane citée par intervalles.

Le lendemain, à ma première visite, la garde-malade me dit qu'elle avait reposé plus que les nuits précédentes, et d'un sommeil tranquille; la sueur continua environ dix-huit heures. On observait, à proportion de son abondance, une amélioration notable dans la raison; les frissons disparurent; ce bandeau glacé qu'elle avait autour du front ne revint plus, ni ces palpitations qui avaient disparu depuis la sueur. Cette crise de sueur ayant cessé, je lui permis des alimens solides: elle se leva après avoir changé de linge. Le soir, ne se trouvant pas affaiblie, quoiqu'elle eût beaucoup perdu par la transpiration et se disant au contraire plus forte, je la menai à la comédie. Je fus prier l'officier municipal de garde au spectacle, de vouloir faire répéter dans les entr'actes la musique qui lui avait fait tant de plaisir et un si grand bien ; cet officier s'y prêta de la meilleure grâce, et fit exécuter la musique désirée, en m'assurant qu'on la répéterait autant de fois que je le trouverais convenable. La malade prit encore du plaisir et fut beaucoup plus gaie, plus tranquille, plus raisonnable qu'elle n'avait été depuis son nouvel accident. Après quelques nuits de répétitions de cette musique qui lui faisait un bien notable, je m'aperçus qu'elle n'éprouvait plus autant d'émotion ; alors je choisis de bons musiciens de la ville, qui disposèrent la musique suivant les tons qui avaient fait une impression si admirable à cette malade, en la rendant de tems en tems plus bruyante, et par fois mélodieuse, et terminant ces concerts par des airs graves, mais sans être tristes. Ces concerts furent exécutés dans des salons disposés de manière à favoriser l'harmonie. Le plan par moi proposé, et dirigé par un bon maître de musique, fit diminuer tous les jours la maladie par degrés. Au bout de douze jours de ces concerts, les règles survinrent abondamment ; après qu'elles eurent cessé, on vit cette femme aussi tranquille qu'elle l'avait été avant la maladie. Je lui conseillai de changer d'appartement, de continuer la distraction par des choses agréables, et de faire le plus tôt possible un autre enfant. Depuis dix ans qu'elle fut affectée de cette maladie, elle n'a plus eu d'accès, et continue de jouir du bon sens, à Toulouse où elle habite.

OBSERVATION

D'un dépôt au foie, ouvert par le bistouri à la partie postérieure du tronc.

M. Mory, lieutenant de S. M. C. Charles IV, me fit appeler l'année 1796, rue de *Los Reyes*, n°. 10, *à Madrid*, pendant mon séjour dans cette ville, comme exerçant l'emploi de médecin à la suite de l'ambassadeur français. Son imagination, frappée par l'anxiété qu'il éprouvait dès le soir de sa maladie, l'avait jeté dans des réflexions désespérantes. Il semblait presque calculer l'instant de sa mort.

La tension qu'il avait à l'abdomen, accompagnée d'une légère jaunisse et d'une douleur sourde à la région du foie, douleur qui s'étendait aux parties les plus directes, l'empêchait de garder aucune situation. Je le trouvai dans la plus triste position, abandonné des plus célèbres docteurs. Son esprit était troublé au dernier point par l'incertitude de savoir quelle serait l'issue de sa maladie. Le grand malaise qu'il éprouvait depuis long-tems, et qui était porté au plus haut période lorsque je le vis pour la première fois, l'avait plongé dans ces réflexions affligeantes; il ne pouvait garder aucune situation, à cause de la tension qu'il avait à l'abdomen, et qui était accompagnée d'une légère jaunisse, d'une douleur sourde dans la région du foie, douleur qui s'étendait aux parties voisines les plus directes : une fièvre considérable, une soif ardente, une respiration très-pénible, suivies d'une insomnie continue, se mêlaient aux symptômes les plus alarmans.

Je questionnai le malade, et je remontai à la source de tout ce qui s'était passé depuis son indisposition.

Environ trois mois avant, me dit-il, de ma maladie, je fis une chute (étant de service près du roi). Le coup principal porta sur la région du foie; on me fit les applications qu'on jugea à propos de faire. Les douleurs que j'éprouvais dans ces premiers instans disparurent. Quelque tems après, me trouvant à Aranjuez, de quartier auprès de de sa Majesté, je fus atteint des fièvres intermittentes, qu'on traita principalement par le quinquina : c'est alors que j'éprouvai de nouveau des douleurs au côté, qui furent lentes d'abord, mais qui augmentèrent ensuite, sans être jamais véhémentes. Certains médecins de la cour prirent ce gonflement de l'hypocondre droit dans son origine pour une squirrosité du foie, et ensuite le développement du ventre ou abdomen pour une hydropisie naissante, à cause de la lente progression de la maladie. Comparant et analysant l'exposé du malade avec mes observations, je jugeai que c'était un dépôt au foie. Je fis appliquer des émolliens sur toute la région où se trouve le foie, soit à la partie antérieure, soit postérieurement. Toutes les fois que je renouvelai l'appareil, je tâtonnai pour examiner si la fluctuation se faisait connaître : enfin, à dater du troisième jour après lequel je fus appelé, la fluctuation se prononça de la grosseur d'environ un haricot un peu fort à l'endroit où se manifestent les hernies lombaires, et elle se présenta dans sa longueur parallèlement au corps : le flot était plus fort lorsqu'on pressait le ventre ; ses environs étaient pâteux, surtout à la partie déclive. Dans cet état critique, je demandai une consultation, désirant exposer ma manière de voir au sujet de la maladie. Quel parti à prendre dans cette occasion périlleuse, pour sauver le malade, et désarmer enfin la censure, souvent, injuste qu'on fait contre les gens de l'art ? Mon opinion fut pour l'ouverture du dépôt le plus tôt possible. Voici comme je raisonnai : l'adhésion du foie, dis-je, est faite avec le parois de l'abdomen vis-à-vis la fluctuation ; puisqu'elle est parvenue jusque sous la peau sans produire les accidens qu'entraînent les abcès qui s'ouvrent dans le bas-ventre, par conséquent le malade a l'espoir de guérir ; mais si nous n'avions pas espoir de trouver cette adhésion, sa perte serait presque inévitable. Il faut procéder à l'opération *subito*, sans quoi je ne réponds plus de ses jours.

Les consultans étaient, MM. Ginesta, professeur public du collége Saint-Charles ; Villiers, directeur du susdit collége, et chirurgien-major des gardes du corps de S. M. C.

Après un examen rigoureux de la situation du malade, et une mûre réflexion, ces messieurs voulurent bien se rendre à mon avis, et me prièrent de faire l'opération; ce que j'exécutai en leur présence, et en présence aussi d'un assez grand nombre d'individus qui voulurent assister à l'opération.

Voici la manière avec laquelle je procédai. Le malade fut placé au bord du lit du côté droit, sans chemise, soutenu assis par des personnes adroites et fortes. Je plongeai, à environ deux pouces dans le centre de la fluctuation, un bistouri à lame longue fixée sur son manche; en retirant la lame de l'instrument, je prolongeai la grandeur de l'ouverture vers la partie déclive dans la partie la plus intérieure, et de l'étendue d'un pouce, et d'un peu plus à proportion que je venais à l'extérieur; sa plus grande étendue extérieure était d'un pouce et demi. A peine le bistouri fut-il sorti, qu'il jaillit de la plaie une matière infecte, qui redoublait dans son jet lorsque le malade toussait, ou que l'on comprimait les parois antérieurs du ventre. Il en coula d'abord considérablement; elle était d'une bonne couleur et bien liée, ce qui me fit croire que le tissu cellulaire, qui environne le rein droit, avait aussi subi une suppuration ; ensuite la matière fut d'une couleur de lie de vin un peu grumelée ; une cuvette de pot à l'eau en fut remplie, un plat à barbe ; et un drap de lit placé en alèse fut presque tout mouillé ; à l'instant où cette matière s'écoula, le malade sentit du soulagement, et ce bien augmenta à fur et à mesure que sortait ce fluide contagieux. La respiration, d'abord très - gênée, reprit ensuite son état naturel. La fièvre disparut dès la même nuit avec la soif ; une transpiration douce eut lieu durant la nuit qui suivit l'opération ; le matin, la selle du malade fut accompagnée de matières un peu grisâtres et de flatuosités, ce qui n'avait pu s'opérer depuis plusieurs jours ; enfin son état s'améliora. Je pansai la plaie avec une petite bandelette de linge garnie de cérat ; un bourdonnet de charpie lié avec un fil, et un gâteau de charpie, le tout soutenu par des compresses carrées, et d'un bandage de corps appliqué convenablement aux circonstances. J'ordonnai par intervalles de bon bouillon avec un peu de vin. Après l'ouverture de l'abcès, pour alimens et pour boisson commune, la continuation du bouillon de veau, où j'avais fait ajouter quelques feuilles de plantes chicoracées et savonneuses : un lavement par jour. L'appétit revint à grands pas. Deux fois vingt-quatre heures après, trouvant le malade sans aucune douleur, je lui permis de manger des mets dans une quantité analogue à sa position. Le lendemain, ayant observé que son état était amélioré, j'augmentai la dose insensiblement, au point que huit jours après il se remit à son régime habituel. La guérison suivait sa marche rapide. Vers le douzième jour, l'ouverture s'étant trop resserrée intérieurement, je la dilatai, pour que l'ulcère qui avait résulté de l'abcès ouvert se cicatrisât avant que l'ouverture extérieure ne se fit, et afin de prévenir autant que possible les fistules qui surviennent ordinairement dans ces cas. Par la dilatation que je fis, et l'introduction jointe à la position que je donnai au malade, je prévins le séjour corrompu du fluide, et facilitai par ce moyen la cicatrice, qui s'effectua vers le trentième jour à l'intérieur et à l'extérieur. Le malade, quoiqu'il fût guéri vers le quarante-cinquième jour, ne reprit le service que deux ans après. Il le recommença à cette époque avec la même activité qu'auparavant, et sans le moindre inconvénient. Je le quittai lorsque je partis de Madrid l'an 1805, et je le laissai extrêmement robuste, et jouissant parfaitement de toutes ses facultés.

Il est dans ce moment Gouverneur de Saint-Sébastien en Biscaye. Monseigneur le prince Masserano, actuellement à Paris, était présent à l'opération lorque je la fis.

OBSERVATION.

Sur des glandes squirreuses à la mamelle et à l'aisselle, accompagnées de grandes douleurs, et guéries sans opération.

Duna Josepha........ âgée de vingt-deux ans ou environ, d'un tempérament sanguin et bilieux, me fit appeler à Madrid, l'an 1798, au commencement du printems, pour un engagement squirreux qu'elle avait aux glandes de la mamelle gauche et aux glandes axillaires du même côté, accompagné de douleurs lancinantes insupportables, et surtout lorsqu'elle remuait ou rapprochait le bras voisin près des côtes. La grosseur des glandes de la gorge avoisinait la grosseur d'un œuf, et celles de dessous l'aisselle, un peu moins fortes, pouvaient être représentées par l'extension d'un œuf de pigeon. Tous les médecins et chirurgiens qu'elle avait consultés, depuis un an que cette maladie avait commencé, et depuis quatre mois qu'elle faisait des progrès rapides, lui en avaient conseillé l'extirpation. Cette jeune dame m'ayant consulté en particulier, je lui observai qu'effectivement la maladie était dans la classe de celles où l'on est forcé de recourir à ce moyen douloureux, mais que j'avais adopté pour principe de n'en venir à ces opérations épineuses qu'après avoir tenté tous les moyens les plus doux. C'est chez vous, surtout, lui dis-je, que les glandes n'ont commencé de s'engorger qu'après la diminution des règles, qu'il faut user des préeautions les plus sages. Je lui proposai le plan suivant, qu'elle adopta. Je la saignai du bras une fois copieusement, afin de diminuer la partie fibreuse du sang, faciliter ainsi sa circulation, et calmer les douleurs. Je lui prescrivis des bains domestiques, des bouillons de poulet avec les herbes savonneuses et dépuratoires, matin; et soir une tisane pour le cours du jour, faite avec la racine de bardane, de patience, feuilles de saponaire et de fumeterre; la gorge fut soutenue avec un bandage approprié; elle fut recouverte continuellement d'une peau de cygne, pour entretenir constamment une douce chaleur. Je lui conseillai de prendre des alimens de facile digestion et d'une bonne qualité, et où, surtout, le sel ni le poivre ne dominassent. Cette méthode se continua trois, mois,en laissant quelques intervalles de relâche; et enfin, vers la dernière période de sa maladie, elle ne prit pour tout aliment que du lait: par ce plan sage, les menstrues se rétablirent dans leur état primitif, et la résolution des glandes se fit entièrement; il ne resta pas le moindre vestige de la maladie. Je conseillai à cette demoiselle de se marier, ce qu'elle fit quelque tems après, et elle a continué de jouir d'une bonne santé.

OBSERVATION

Sur un crachement de sang occasionné par une chute, et accompagné d'une grande douleur à la poitrine, avec difficulté de respirer, guéri par les toniques en peu de jours.

Don Joseph de Theran, âgé de vingt-six ans, d'un tempérament sanguin, robuste, grand de taille, ayant la poitrine évasée, me consulta, l'an 1800, à l'occasion d'une chute qu'il avait faite en tombant de cheval, six mois auparavant. Il s'était ensuivi de cette chute une toux avec crachement de sang, une douleur à l'endroit frappé et une grande gêne à la respiration; il ne pouvait enfin monter un escalier qu'avec beaucoup de peine, ce qui le privait de remplir les fonctions de garde du corps de sa majesté Charles IV. L'accident avait eu lieu de cette manière : le cheval s'abattant, le mit à terre et retomba sur lui; la garde de son épée fut pressée fortement entre la cinquième et la sixième côte, à trois pouces du sternum du côté gauche ; il se fit sentir à l'instant une grande douleur à cette partie contuse, soit extérieurement, soit intérieurement; celle-ci se propagea dans tout le lobe gauche du poumon ; survinrent ensuite, et la difficulté de respirer, et le crachement du sang. Les chirurgiens des gardes du corps lui enjoignirent et lui appliquèrent ce qui leur parut le plus convenable dans les premiers jours de sa chute. Il fut un peu soulagé, mais il lui resta ce que j'ai annoncé au commencement ; ce qui me faisait craindre, d'un moment à l'autre, une hémoptysie grave, ou quelque dépôt à cet endroit manifestement affaibli. Pour prévenir les suites d'une maladie que je voyais arriver à grands pas vers le période le plus fâcheux, je lui fis adopter les remèdes suivans, qui le guérirent radicalement en peu de tems. Je commençai par une saignée ordinaire pour son tempérament et son âge, sur l'endroit qui avait été meurtri, et qui était douloureux, et dont la douleur se propageait aux environs, ainsi que je l'ai dit plus haut. Je fis appliquer une compresse épaisse, mouillée dans une décoction très-chargée des meilleurs astringens et toniques, qui était humectée chaque deux heures avec cette dite décoction ; je lui fis user intérieurement d'une forte décoction de quinquina à l'eau : ce traitement fit disparaître en quinze jours tous les accidens. Malgré cet avantage il continua ce traitement pendant un mois. Quelque tems après il reprit son service dans les Gardes-du-Corps, et quoique ce service fût très-actif, sa santé ne s'est point dérangée; il se portait très-bien lorsque je me suis éloigné de Madrid.

OBSERVATIONS

Sur différentes maladies guéries par le moxa.

PREMIERE OBSERVATION.

FAITE A MADRID.

L'AN 1795, me trouvant à la suite de l'ambassade française près la cour d'Espagne, comme officier de santé, je fus appelé en consultation à Madrid, pour Mme. *Castan*, fabricant de bas de soie à la rue d'Ortoleza, vis-à-vis les Agonisans, de concert avec M. Games, premier médecin de *Camara* de S. M. Catholique, ainsi que M. Bernard, docteur en médecine de Montpellier et professeur de Botanique de la même ville. Cette dame était attaquée d'une hémiplexie du côté droit, qui lui rendait le bras inhabile, la privait de la parole, et lui laissait l'extrémité inférieure traînante. Cette maladie survint au moment d'une chute que de méchans Catalans lui firent éprouver en la jetant d'un premier étage en bas, au commencement de la dernière guerre avec les Espagnols. La malade reçut des secours à l'instant, par les meilleurs professeurs en l'art de guérir de Barcelone, où elle se trouvait. Pendant trois ans que continua sa maladie, jusqu'à l'époque où elle nous consulta, elle avait suivi des remèdes, d'après l'avis de plusieurs médecins très-instruits de Madrid et d'autres villes d'Espagne. Une consultation fut faite à son sujet à Montpellier, et les remèdes prescrits ne furent couronnés d'aucun succès. Après avoir pris tous les renseignemens que je crus nécessaires, je voulus examiner la malade sans vêtement quelconque. J'aperçus à la région lombaire, vis-à-vis la dernière des vertèbres lombaires, et celle qui la précède, une légère déviation, que je pris tout-à-coup pour un gonflement, mais qui, scrupuleusement analisée, laissa voir un léger déplacement de l'avant-dernière vertèbre lombaire. J'augurai dès-lors qu'il y avait un peu de pression à la moelle épinière, et qu'il pouvait y avoir eu dans le moment de la chute une commotion qui s'était fait sentir dans toutes les dépendances du cerveau, ou partiellement, et avait déterminé la maladie. Me trouvant le plus jeune des consultans, je fus obligé de parler le premier. Je proposai, pour combattre cette maladie, premièrement, deux moxas, l'un sur la déviation citée, et l'autre sur la région des vertèbres cervicales, près l'occiput. Mes confrères furent tous deux de mon avis; les moxas furent appliqués de suite. Le lendemain de leur application, la femme ressentit plus de force dans tout le côté malade, et un sentiment de fourmillement où se distribuent les nerfs, et surtout à la langue. La malade commença dès-ce jour-là à prononcer quelques mots, et son état devint tous les jours meilleur. Chaque six ou huit jours j'appliquais deux moxas tout le long de la colonne vertébrale, en mettant, sur la fin de la guérison, plus d'éloignement dans l'intervalle de l'application des moxas. La guérison fut complète au bout de deux mois; la femme parvint à porter la cuiller à la bouche avec la main du bras qu'elle avait inerte et pendant. Dès-lors plus de béquille pour la soutenir; elle marcha sans avoir besoin d'aucun secours étranger; l'extrémité inférieure dont elle ne pouvait se servir pour marcher qu'avec une béquille, la supporta, et la fit marcher sans avoir besoin d'être soutenue; la parole revint, mais on fut obligé de la faire épeler comme un enfant à qui on commence d'apprendre à lire.

OBSERVATION

FAITE A MADRID.

LA guérison qu'on ne croyait pouvoir se réaliser dans la femme du fabricant de bas, dont nous venons de parler, même par quelques médecins de Madrid, fit du bruit dans cette capitale, et excita un employé à la douane à me consulter, de concert avec M. Sarraix, professeur public du collége St.-Charles de Madrid. Cet homme logeait rue neuve de *Los Peligros*, vis-à-vis celle de St.-Bernado *en Gusta :* il était affecté d'une angine muqueuse (chronique) qui lui fit perdre la parole. Ce malade avait cinquante ans, et était employé à la douane, dans un appartement situé à un rez-de-chaussée qui était très-humide. Après avoir pris des renseignemens de l'épouse de ce malade, et par les écrits que nous communiqua le consultant, nous fûmes presque certains que le logement de la douane avait déterminé l'angine. On avait fait beaucoup de remèdes au patient sans adoucir sa situation, et même sans le moindre succès. Ayant reconnu, comme d'autres médecins, que le moxa agit comme tonique résolutif et évacuant, je le proposai, étant le premier à parler; il fut adopté par mon confrère, ainsi que par le malade; mais celui-ci s'y décida à condition qu'il serait très-léger: nous l'appliquâmes de suite sur les vertèbres cervicales, comme le malade nous le recommanda, c'est-à-dire légèrement. Néanmoins, le lendemain de l'opération il prononça quelques paroles, ce qu'il n'avait pas fait depuis longtems: nous voulûmes répéter le moxa, le malade ne voulut pas y consentir, malgré l'amélioration de sa parole. Nous nous retirâmes, persuadés que ce malade aurait guéri s'il avait voulu souffrir encore l'application du moxa. Mais qui ne connaît l'irrésolution des individus en qui le cerveau semble avoir reçu quelques secousses, et qui font le procès au remède, quand au bout de quelques séances il n'est parvenu à les guérir qu'à moitié?

OBSERVATION

Sur la maladie appelée le Croup, *Angine trachéale des uns, Garotille par les Espagnols, Angine strangulatoire par les Italiens, Angine putride par d'autres.*

Je pense que la maladie ainsi nommée est une esquinancie du tube aérien pulmonaire, dont les symptômes varient relativement au point où se fixe la maladie, aux tempéramens des malades, à la saison ou constitution de l'air plus ou moins chargé des parties favorables au développement de cette indisposition. Le croup porte approchant la même physionomie que les esquinancies du pharynx et du voile du palais; cette maladie suit la même marche, et ne diffère guère que par la variation que comporte la structure de la partie : de là vient qu'il s'opère une distinction entre elles, quoiqu'elles tirent leur origine de la même source.

Ier. OBSERVATION

Sur le Croup.

L'AN III de la République française, mois de nivose, me trouvant chirurgien en chef de l'hôpital militaire de Castelnaudary, je fus appelé pour le fils de M. David Lafayole, ex-conseiller: cet enfant, de cinq ans environ, était fort robuste pour son âge. Il était sorti le matin à huit heures, très-bien portant; il s'était amusé à folâtrer dans une cour: c'était malheureusement ce jour-là même un dégel, qui avait été précédé de grands froids et de neige, et avait détendu l'air et fait sentir la malfaisanet humidité. L'enfant rentra une heure après, atteint d'une espèce de malaise: cette indisposition fit des progrès rapides; je le trouvai dans un état de suffocation. J'examinai soigneusement l'arrière-bouche et les parties environnantes; aucun engorgement, aucune inflammation, mais la respiration pénible; l'enfant portait les épaules en arrière, et présentait la poitrine en avant, faisant des efforts pour respirer. Il prenait sans difficulté les breuvages qu'on lui présentait, mais il pouvait à peine articuler un mot ; la voix était débile , et le peu de son qu'il en tirait entièrement rauque; sur sa figure un peu bouffie et plombée la pâleur était répandue ; son pouls était faible et concentré; les extrémités de son corps étaient froides. Naturellement arrêté par une maladie dont les symptômes se manifestaient d'une manière si nouvelle pour moi, je balançais sur l'adoption des remèdes que l'art me prescrivait. Après un moment de réflexion, je me déterminai à lui faire appliquer un ample vésicatoire qui lui enveloppa le cou en forme de collier. Je lui fis respirer les émanations d'une eau de sureau bouillante ; j'y joignis une tisane pectorale, lui prescrivis aussi un lok blanc, avec la liqueur minérale d'Hoffman. Vers les dix heures du soir je revins : son état s'était aggravé. La marche rapide de la maladie contrariant tous les médicamens, et même s'opposant à l'effet des mouches cantharides, dont j'attendais le secours, je prédis la mort prochaine de l'individu, et mon pronostic se trouva vérifié vers minuit.

II. OBSERVATION

Sur le Croup, faite à Madrid.

Le nommé Alonzo Torresillo de *Labapiez* me fit appeler, le 20 janvier 1801, pour sa fille, âgée de huit ans. La respiration de cet enfant était difficile ; cette oppression se manifestait en elle depuis deux jours, son pouls était fébrile ; elle rejetait par la bouche beaucoup de mucosité; on ne découvrait rien qui portât un caractère particulier de maladie dans le voile du palais et dans ses environs, que les yeux pussent apercevoir. Quant à la voix, elle était rauque et glapissante ; la malade portait souvent les mains au cou, et particulièrement vers la trachée artère, se plaignant d'un grand embarras dans cette partie. Le grand bien que j'avais éprouvé dans l'application du moxa sur un employé de la douane attaqué d'une angine muqueuse chronique du pharynx, m'encouragea à tenter le même remède pour une maladie qui se montrait sous une physionomie à peu près semblable. Je plaçai deux légers et petits moxas sur le cou vis-à-vis la trachée artère; cette tentative fut couronnée du plus grand succès. Deux heures après les symptômes de la maladie diminuèrent ; le lendemain la respiration devint plus libre ; le surlendemain la voix changea de caractère, et n'offrit plus qu'un léger voile qui en altérait la netteté. J'eus soin d'accompagner l'efficacité du moxa de la vapeur d'eau bouillante imprégnée de vinaigre ; j'y joignis une boisson aiguisée par l'acide sulfurique. Je fis suivre le traitement de quelques purgatifs, et du sirop de chicorée mêlé de quelques grains d'ipécacuanha, qui finirent par triompher de la maladie.

Ier. OBSERVATION

Faite sur le croup, à Madrid.

SANT YAGO PIGNOUELA, demeurant rue Ancha de St-Bernardo, me fit appeler pour son fils, âgé de près de dix ans, vers la fin de février 1801. Sa maladie offrait à peu près les mêmes symptômes que la fille d'*Alonzo*; seulement, quand je le vis, l'invasion de la maladie ne s'était fait sentir que la veille : j'adoptai la même méthode que j'avais employée précédemment, et le résultat en fut aussi heureux.

OBSERVATION

D'une guérison produite par le moxa,

A MADRID.

Le nommé *Alonzo* Duran, logé rue *del Sordo*, à Madrid, vis-à-vis l'hôpital des Italiens, me fit appeler pour le traiter d'une maladie que nous nommons *lumbago* ou rhumatisme chronique, qui affectait la région lombaire. Ce rhumatisme alternait avec des fièvres intermittentes depuis environ deux ans et demi, gardant trois ou quatre mois l'une, et trois ou quatre mois d'autre affection. Lorsqu'il m'appela, il avait le *lumbago*. Je lui appliquai un moxa de la circonférence d'un écu de six livres sur le centre de la douleur ; le lendemain il me dit qu'il ne sentait plus de douleur ancienne, qu'il n'éprouvait seulement que celle de la brûlure ; je laissai suppurer le moxa (qu'on ne laisse pas suppurer lorsqu'on ne veut qu'électriser. Lorsque la cicatrice commença, je fis prendre le tartre stibié, ou tartrite de potasse antimonié, comme vomitif, un jour; et le surlendemain je le lui fis prendre filé, pour quatre à six jours, le matin seulement, avec une tisane de chicorée amère, aigremoine et racine de patience. Lorsque la brûlure résultant du moxa fut cicatrisée, il ne sentit plus de douleur. Il avait bon appétit, et regagna des forces à vue d'œil : trois mois après, il s'en fut dans la province des Asturies en bonne santé.

V. OBSERVATION.

De guérison produite par le moxa,

A TOULOUSE.

Mademoiselle Lafite, demeurant faubourg St.-Michel à Toulouse, et mariée avec M. Boye, marchand de bois près la porte du même nom que le faubourg déjà nommé, me consulta l'année dernière, lorsque je passai par cette ville en revenant d'Espagne, sur des douleurs rhumatismales qu'elle éprouvait depuis quatre ans, la plupart vages, excepté une qu'elle avait permanente vis-à-vis l'extrémité sternale de la septième côte, qui la faisait beaucoup souffrir, et particulièrement lorsqu'elle montait l'escalier, ou marchait un peu vite. Je lui appliquai le moxa; elle n'eut plus le même soir la douleur, mais seulement celle de la brûlure; elle n'a plus rien ressenti, trois mois après que je suis parti de Toulouse; ce qu'on n'avait pu obtenir depuis quatre ans qu'on avait essayé un grand nombre d'autres remèdes, dirigés par de fameux médecins de cette grande ville.

OBSERVATION

Sur une fracture du col de fémur guérie dans soixante jours, sans raccourcissement, chez une femme âgée de soixante-huit ans.

Madame Toyre Berdès, habitante de Madrid, rue des Infantes, vis-à-vis la garde des Invalides, ancienne Camariste de S. M. Catholique, se fractura le col du fémur gauche, en tombant d'abord sur le genou du même côté, et retombant ensuite sur le grand trochanter voisin, le 1er. janvier 1801. Je fus appelé le lendemain : ayant reconnu la fracture, je demandai des confrères pour m'aider à la réduire ; j'appliquai le bandage convenable pour la maintenir réduite ; ce qui s'effectua de suite que l'appareil fut prêt. Je mis en usage le bandage imaginé par feu M. Desault, pour tenir dans une extension permanente l'extrémité inférieure. Je fis placer la malade dans un lit tel qu'il doit être disposé en cas de fractures : je fixai, autant que possible, le bassin. M. Ribes, professeur public du collége St.-Charles de Madrid, fit l'extension de l'extrémité inférieure. Je fis la co-ablation, ou réduction de la fracture; cela terminé, j'appliquai le bandage mentionné, de concert avec M. Ginesta, professeur public du même collége : j'arrosai le bandage avec l'eau végétale-minérale aiguisée de sel ammoniac et l'eau-de-vie camphrée, pour mieux l'appliquer, et afin de résoudre un léger gonflement qui subsistait aux environs de la fracture. La malade fut mise à la diète les premières vingt-quatre heures; néanmoins je lui permis, à cause de son âge, l'usage du bon vin chaque trois ou quatre heures qu'elle prenait le bouillon, le tout de la meilleure qualité. Le deuxième jour, j'ordonnai de plus un potage le matin et un autre le soir, et son chocolat à ses heures accoutumées. Le troisième jour, tout allant bien et sans douleur, je lui permis la volaille rôtie, matin et soir, jointe aux objets cités; puis, par gradation et sous peu de jours, elle fut mise à son régime ordinaire, toutefois en lui faisant choisir scrupuleusement les alimens les plus succulens, afin que les sucs nourriciers substantassent la malade, et pussent coopérer à la formation du calus désiré. Avec ces soins le calus fut parfait au bout de soixante jours, et sans raccourcissement, époque où les auteurs ont désigné être seulement formé celui des personnes les plus robustes. C'est alors que j'enlevai le bandage, sans permettre à la malade de se lever. Je lui fis faire dans son lit, pendant douze ou quatorze jours, et plusieurs fois par jour, des mouvemens en tout sens, pour donner un peu plus de force à l'action musculaire et à la circulation; puis je lui permis de se lever. Il n'y eut point de claudication. Cette personne vivait encore en septembre lorsque je quittai Madrid.

DESCRIPTION

D'un lit que je fis faire dans cette occasion (m'étant aperçu de la négligence de la garde) pour prévenir que la fracture ne fût dérangée.

Je fis faire un cadre de lit en bois; dans le milieu de son fond je fis pratiquer un trou rond, grand comme la forme d'un chapeau, pour pouvoir placer au-dessous un bassin destiné à recevoir les excrémens, et prévenir par-là tout mouvemens contraire à la bonne consolidation de la fracture. On pouvait fermer ce trou à volonté, par une planche en coulisse située au-dessous. Je fis faire aussi deux matelas percés vis-à-vis la planche, et faits avec de la laine cardée et distribuée partout également, excepté aux environs du trou où elle était plus serrée; le tout bien piqué. Cette précaution était pour prévenir le déplacement de la laine et la déformation du lit. Un petit matelas en manière de bouchon, soutenu par la planche à coulisse, fut fait comme les matelas, et bouchait le trou de chacun d'eux; les environs des trous étaient garnis de taffetas gommé, pour que les urines versées par inadvertance ne donnassent ni mauvaise odeur ni cuissons : on fit aussi un demi-tuyau de fer-blanc qui recevait les urines du canal de l'urètre et les transportait au loin. Le drap du lit était ouvert et fixé aux environs du trou des matelas : sur les bords latéraux de ces draps on mit deux baguettes ou petits bâtons sur lesquels on les roulait, puis on les fixait fermement aux coins du lit, afin d'empêcher les godets qui incommodent les malades ; et pour prévenir les excoriations, on mit par-dessus les draps, et vis-à-vis l'endroit où touchait le corps, de l'amidon avec tant soit peu de céruse, comme font les nourrices lorsqu'elles changent leurs nourrissons.

La construction de ce lit ainsi faite et soignée, prévint sa déformation qui nuit toujours au malade. Dans ce cas, les godets ne pouvant se former, la poudre citée, répandue de la manière ci-dessus décrite, fit que la malade conserva sa peau dans son intégrité, malgré soixante-douze jours d'inaction presque toujours dans la même place.

OBSERVATIONS

Sur l'application des frictions mercurielles

PREMIÈRE OBSERVATION.

Un enfant âgé de cinq ans, fils d'un horloger, logé à l'entrée de la rue Alcala, vis-à-vis la fontaine de la *Puerta del Sol*, à Madrid, fut mordu par un chien enragé, l'an 1767, ainsi qu'un autre enfant de quatorze ans, d'un autre locataire de la même maison. Celui-ci fut transporté à l'hôpital-général, pour y subir le traitement contre la rage qui commençait à se déclarer; il y mourut enragé. L'horloger me consulta pour son fils, qui commençait aussi à avoir quelques signes de rage, tels qu'un air de férocité, un esprit taciturne, et une grande envie de mordre. Deux de ses sœurs plus grandes que lui, eurent beaucoup de peine à échapper à ses envies de mordre. Je conseillai aussitôt au père de faire prendre à son enfant des frictions mercurielles avec l'onguent napolitain, à la dose accoutumée pour son âge, en laissant un jour d'intervalle pour les trois premières, pour les trois suivantes deux jours, pour les six suivantes trois jours; pendant chaque intervalle j'ordonnai un bain d'eau tiède : vers la sixième friction l'on vit cet enfant reprendre sa gaîté par gradation, et l'envie de mordre devint moindre; à la neuvième, tout avait disparu : on en a donné trois de plus, et l'enfant fut bien portant; il a continué depuis cette époque de jouir d'une bonne santé.

DEUXIEME OBSERVATION.

L'année 1791, je fus consulté à Toulouse, par une personne qui avait son fils âgé de dix-huit à vingt ans, d'une taille moyenne, d'une couleur brune, assez vigoureux, dont les facultés intellectuelles étaient extrêmement bornées, au point que le père n'avait pu réussir par divers moyens à lui faire rien apprendre. C'était une espèce d'automate : le père sollicitait tous mes soins; on ne l'a pas voulu, disait-il, dans les gardes-nationaux. Je lui observai que chez certains individus, les forces intellectuelles se développaient plus tard, et je lui donnai pour exemple un docteur cité dans les Mémoires de l'Académie des Sciences, lequel par l'effet subit d'une tuile qu'il reçut sur la tête, vit transformer sa sensibilité de façon que ses facultés se developpèrent, et qu'il devint apte à tout ce qui est prppre à faire acquéri des connaissances et du brillant dans les discours, ce qu'il acquit par la suite. Me rappelant, de plus, des idées de Boherhaave, lorsqu'il parle des vertus du mercure bien administré sur l'espèce humaine, et qu'il dit que s'il y a quelque remède dans le globe capable de remonter la machine humaine, c'est le mercure; m'étant aussi convaincu combien son usage excite le cerveau et ses dépendances plusparticulièrement que les autres systêmes, je voulus faire un essai; j'administrai à ce jeune homme plusieurs frictions mercurielles, jusqu'à ce que je crus avoir excité l'irritation du cerveau. Après quelques jours de repos, je lui fis faire beaucoup d'exercice à pied et à cheval, de diverses manières : voyant qu'il devenait plus actif, que ses faci firent connaître notablement du changement en mieux : même exercice pour quelques jours ; puis encore, un quart du nombre du total des frictions qu'il avait prises. Ce jeune homme ayant beaucoup plus d'intelligence qu'auparavant, on lui donna des maîtres ; il fit infiniment de progrès, et de telle manière qu'il embrassa l'état ecclésiastique dans les premiers tems de la révolution.

Nota. Je donne mes soins dans ce moment à Paris, à un jeune homme qui, parvenu à l'âge de vingt-deux ans, a éprouvé une amélioration remarquable dans ses facultés intellectuelles, par un traitement mercuriel qu'il a fait pour combattre un vice syphilitique.

OBSERVATION

Sur l'emploi de l'opium dans une gangrène survenue après la fracture complète et compliquée du fémur.

L'AN Ier. de la république française, je me trouvais de service en qualité d'officier de santé de première classe à Colliouvre, où nous étions cernés par terre et par mer : après une vigoureuse attaque par terre, l'ennemi tenta de nous déloger d'une éminence, et fut repoussé avec grande perte; il laissa grand nombre de blessés sur le champ de bataille, la plupart très-fracassés : on s'était battu presque corps à corps.

Le nommé Jean Martinès de la Bega, grenadier espagnol, fut porté à l'hôpital ayant la cuisse droite fracturée en plusieurs endroits. Après avoir incisé l'aponévrose *fascialata*, agrandi les ouvertures des plaies pour extraire les corps étrangers, tels que balles, portions de vêtemens, esquilles d'os, j'appliquai sur les plaies de la charpie, et bassinai toute la cuisse avec l'oxycrat aiguisé de sel marin; les compresses et bandages en furent aussi imbibés : ce moyen, qui réussit si bien en général dans les plaies contuses, ne fut pas assez puissant pour empêcher qu'un gonflement pâteux et presque indolent ne survînt; ce qui me prouva l'atonie des vaisseaux de la cuisse. La gangrène se déclara malgré l'emploi des toniques connus, tant intérieurement qu'à l'extérieur. Le quina en substance et en décoction pour l'extérieur, joint au scordium, le sel ammoniac, l'eau-de-vie camphrée, le bon vin avec le quina employés, tous ces moyens furent sans efficacité ; l'état du malade devenait désespéré, la mort paraissait certaine : alors, croyant reconnaître une analogie dans l'état de ce malade, avec la gangrène sèche décrite par le célèbre Poôt, chirurgien anglais, pour laquelle il administrait l'opium avec succès, j'administrai ce médicament, en le donnant d'abord à la dose d'un demi-grain chaque deux heures : au bout de douze heures les progrès de la gangrène semblèrent s'arrêter ; j'augmentai alors la dose à un grain toutes les trois heures. Le lendemain, c'est-à-dire trente-six heures après avoir administré l'opium, le mieux fut très-sensible. J'augmentai alors la dose jusqu'à un grain et demi toutes les quatre heures : le deuxième jour de cette méthode, le malade était infiniment mieux, la suppuration devint meilleure. Je continuai le même traitement jusqu'à ce que la gangrène eût cédé ; alors je diminuai la dose par gradation, comme je l'avais augmentée ; et le douzième jour, la suppuration étant bonne, je ne donnai l'opium que la nuit. J'ordonnai avec précaution des alimens et par gradation ; seulement, pour restaurer le malade, j'augmentai la dose du vin ; le malade fut mis bientôt après au régime des fractures simples : l'exfoliation de plusieurs portions d'os eut lieu sans accident ; deux des plaies se cicatrisèrent vers le cinquantième jour, et vers le soixantième il fut convalescent.

DESCRIPTION

De la correction que j'ai faite du bandage de M. Desault, pour la fracture de la clavicule.

La longueur qu'exige l'application du bandage de M. Desault, pour la fracture de la clavicule, m'inspira le désir de le corriger. Je me trouvais à l'armée, il y a seize ans, dans un cas très-alarmant. Le militaire qui réclamait mes soins avait la clavicule fracturée à deux endroits différens. Que faire, ayant à guérir une plaie compliquée d'arme à feu, aussi dangereuse que celle qui s'offrait à moi? Mon aide-malade, mes élèves étaient incapables de faire ce bandage; moi-même j'étais accablé de travaux : j'imaginai donc ce bandage. Il peut s'appliquer dans cinq minutes, et est exempt surtout du défaut de se relâcher; et dans le cas qu'il le fût, qui que ce soit, le malade lui-même pourrait obvier à l'inconvénient. Il en résulte que les pièces s'en consolident plus facilement, et que le chirurgien et le malade en sont plus à leur aise. Observez encore qu'à chaque pansement, surtout quand la plaie se trouve compliquée, il faut enlever celui de M. Desault, et que le mien peut se passer de cette précaution : on panse avec la même facilité sans déranger les pièces principales de l'appareil, qui maintiennent les parties fracturées. Le coussin de M. Desault, représentant figure d'un coin, est accusé de comprimer l'artère brachiale et le nerf médiant qui l'accompagne. Le coussin que j'indiquerai n'a pas cet inconvénient; il est à peu près de même figure, mais à la face correspondante au bras il est nanti d'une gouttière pratiquée par une plaque de tôle, qui est directement placée sur le trajet de l'artère et du nerf qui s'y trouvent logés : dans le dessein de prévenir la compression, cette plaque est garnie avec du coton ; ce coton la rend moins dure aux parties sur lesquelles elle doit diriger sa compression : son point d'appui portera sur l'os qui a quatre fois plus d'étendue en la[illegible]eur que l'artère et le nerf désignés. On attache aux deux angles supérieurs du coin deux lacs qui vont se fixer sur l'épaule du côté opposé : la réduction étant faite, le bras bien appliqué près du coussin, on fixe le bras par un lacs de cuir large de quatre doigts, qui fait le tour du corps, et qui vient se fixer en devant, un peu sur le côté opposé à la fracture : vis-à-vis l'endroit où ce lacs passe sur l'extrémité inférieure du bras que l'on veut assujétir près le coussin, on fait une ouverture pour enchâsser le condyle externe de cet instrument, afin que ce lacs ne baisse ni ne remonte. Pour former l'écharpe, c'est un autre lacs de cuir en manière de scapulaire, fixé au lacs circulaire : pour porter l'épaule en arrière, c'est avec un lacs aussi de cuir de la forme d'un 8, et armé d'une boucle par derrière et par devant : celle de derrière sert à porter les épaules aussi en arrière que l'on veut ; la boucle de devant est utile pour défaire la portion du lacs qui passe devant la poitrine, et pour faciliter le pansement et soutenir les compresses. S'il y a complication de plaie à la fracture, ce bandage produit les mêmes effets que celui de M. Desault, sans en présenter les défauts.

OBSERVATION

Sur la désunion du Cartilage qui unit la sixième et la septième côte avec le sternum.

Duna Maria N..... me fit appeler, au mois de septembre 1804, rue Fuencaral à Madrid, à la suite d'un coup qu'elle venait de recevoir sur le thorax, qui avait porté sur la sixième et septième côte, lequel coup avait désuni le cartilage qui unit ces côtes avec le sternum. La malade me dit avoir ressenti dans le même instant une douleur violente, une difficulté de respirer accompagnée d'une toux : j'appliquai tout de suite la dissolution de sel marin avec l'eau et le vinaigre ; le tout fut soutenu par des compresses, avec un bandage de corps que je croyais suffisant, vu qu'il n'y avait qu'un léger déplacement. Je la fis coucher sur le dos, lui prescrivis la diète la plus rigoureuse, l'oxycrat pour boisson. Le soir de l'accident, je revins la voir : je lui trouvai toujours une respiration pénible, surtout lorsqu'elle s'agitait un peu ; la toux, accompagnée de crachement de sang ; ne pouvant rester qu'assise et sans faire aucun mouvement ; si elle se remuait, elle augmentait ses douleurs et le malaise. Je la saignai copieusement, elle fut soulagée momentanément. Le lendemain, ayant vu les accidens se soutenir avec la même vigueur, je réitérai la saignée jusqu'à ce qu'il y eût un amendement, ce qui arriva après la quatrième saignée. Les côtes désunies d'avec le sternum étaient très-mobiles; le plus petit mouvement les faisait changer de place, et renouvelait des douleurs assez vives malgré le bandage de corps. N'ayant jamais vu cette maladie décrite, ni eu occasion de la voir soigner, je me trouvai un moment embarrassé pour adopter un appareil propre à bien contenir les parties à une position naturelle sans gêner les fonctions de la poitrine. Je réfléchis sur la structure du thorax et sur ses usages ; après quoi, j'adoptai le bandage que je vais décrire, qui réussit très-bien. Je pris une planche d'un demi-pouce d'épaisseur, et cinq de longeur sur deux de large que j'enveloppai avec une compresse pour me servir d'attelle, laquelle fut placée sur le sternum, en dépassant d'un pouce son bord, et allait à peu près sur l'extrémité voisine des côtes. J'eus un coussin d'environ cinq pouces de long, de trois pouces de large, assez épais, lequel fut appliqué sur la colonne dorsale, et vis-à-vis les deux côtes qui étaient désunies ; directement sur ces mêmes côtes j'avais cousu des compresses au coussin, afin qu'il comprimât davantage l'extrémité de ces côtes, qui se trouvaient retenues par l'attelle antérieurement, le tout soutenu avec un bandage de corps : cet appareil força les côtes malades d'affecter un arc assez tendu pour que ces côtes ne changeassent pas de position dans les mouvemens indispensables que la malade était obligée de faire. Ces moyens firent disparaître la douleur, la difficulé de respirer, la toux enfin; le crachement de sang, suspendu par les saignées, ne revint plus. La nature acheva la consolidation, qui fut plus tardive que lorsqu'il y a fracture.

dons dans chaque conduit du bec des tenettes. L'un de ces cordons sert à monter la bourse qui se trouve baissée et dilatée dans le moment de l'introduction de la tenette dans la vessie; le cordon par lequel s'exhausse la bourse lorsque la tenette tient la pierre, est distingué des deux autres de son côté; en la tirant il fait monter la bourse qui glisse tout le long des branches des tenettes qui lui servent de point d'appui et de conducteur. Lorsque la bourse est montée jusqu'au haut du bec des tenettes, la pierre se trouve enveloppée; ce qu'on distingue par la longueur du cordon tiré; pour lors on tire les cordons qui servent à serrer la bourse qui achève de contenir la pierre; alors on peut presser la pierre avec les tenettes; peu importe qu'elle se brise, ses morceaux tomberont dans la bourse, et seront retirés d'un seul coup, et plus facilement que si la pierre était entière. Cette bourse évitera de plus, lorsqu'elle pourra être placée, le froissement des parties anguleuses ou pointes hérissées de la pierre, sur les bords de la vessie et autres parties; on pourra joindre la face externe de la bourse, de cérat ou d'autre corps gras analogue à la circonstance, pour la faire mieux glisser. Cette tenette ne pourra pas, j'en conviens, remplir l'ambition de l'opérateur, dont le désir serait de pouvoir l'extraire comme avec la main; mais ce moyen me paraît se rapprocher un peu plus du but que celui déjà connu : je le publie plutôt dans le dessein de lui voir acquérir plus de perfectiounement par le génie de ceux qui cultivent l'art avec succès, que pour l'annoncer comme parfait. Je me trouverai heureux si je puis avoir excité le talent de mes confrères au point de les faire arriver à ce degré d'amélioration que je voudrais posséder; jaloux de remédier à des accidens aussi importans que ceux qu'attire l'opération de la pierre ou taille.

DESCRIPTION

D'un instrument propre à faciliter l'opération de la fistule à l'anus, idée déjà mise au jour, mais dont je crois avoir perfectionné les avantages.

Voici la perfection de cette espèce de gorgeret : la partie la plus grosse qui présente quatre faces, se termine à peu près comme un pied de biche, et est tenue par un élève après que sa pointe, qui a la figure d'un doigt, est introduite dans le rectum. Cette partie a une crénelure dans sa longueur, qui est plus large vers sa base; elle diminue tant soit peu jusqu'à la pointe, où elle se termine en cul-de-sac; sa profondeur est de près de trois lignes. Cette crénelure reçoit la sonde creuse qui traverse le trajet fistuleux, et va se reposer et se trouve retenue dans la crénelure sur laquelle on incise, en introduisant le bistouri par la rainure de la sonde d'argent. Cet instrument a l'avantage sur celui qui a été remis en vigueur par M. Desault et M. Lassus, la solidité avec laquelle il est soutenu par l'élève, qui de plus ne gêne il pas l'opérateur la crénelure de cet instrument, plus profonde et ayant son cul-de-sac plus prononcé ; la sonde creuse d'argent est plus solidement retenue dans son intérieur. Le bistouri dont je me sers dans ces cas est fixé sur son manche, qui est de bois d'ébène et rond, nanti de crénelures pour qu'il ne roule pas lorsqu'on le tient dans ses doigts comme une plume à écrire; la lame de ce bistouri est fort étroite et fort aiguë, afin de pouvoir inciser parfaitement tout l'intervalle des chairs qui sont entre la sonde et l'espèce de gorgeret qui, forment par leur contact vers l'intérieur du rectum un angle très-aigu.

DESCRIPTION

d'un Tourniquet que je nomme TOURNIQUET AXILLAIRE.

LE tourniquet propre à comprimer l'artère axillaire à son origine, peut s'appliquer partout où celui de M. Petit est utile. Mais celui que je vais faire connaître, diffère de ce dernier par sa figure, sa grandeur, et par le moyen dont il se fixe ; moyen qui est plus solide, et qui ne permet que très-difficilement son déplacement. Il est composé de deux plaques de métal, l'une supérieure et l'autre inférieure, de figure ovalaire, de la grandeur de la face palmaire de l'extrémité du pouce ; de deux petits cylindres de fer ou autre métal de la grosseur d'une petite plume à écrire, et de la longueur de trois ou quatre travers de doigt, fixés à la plaque inférieure vers ses extrémités. Entre ces deux cylindres et au milieu de la plaque, est placée une vis qui n'est que reçue ou rivée de manière à ce qu'elle puisse tourner. Cette vis, avant d'être rivée ou reçue à la plaque inférieure, entre dans une virole qui est fixée à la plaque supérieure, et qui sert à la faire monter ou descendre. Les deux cylindres sont reçus par la plaque supérieure, et par deux trous sur les côtés, vis-à-vis de l'endroit où ils sont fixés à la plaque inférieure. La plaque qui porte la virole se trouve nantie,à sa partie supérieure, de quatre petits anneaux, dont deux de chaque côté des cylindres. Ces anneaux servent à fixer des lacs qui sont attachés à quatre points diamétralement opposés, et tiennent la vis ou le centre des plaques à l'endroit que l'on se propose de comprimer. Par-là l'instrument devient immobile. Autour du bord de la plaque inférieure il y a, de distance en distance, des petits trous propres à laisser passer une aiguille pour y fixer un peu de peau remplie de charpie en dedans, et vers le centre de la plaque, pour former une pelote. Je dus l'idée de cet instrument à l'occasion d'une grande difficulté que j'éprouvai pour faire transporter un grenadier qui avait une hémorragie considérable, déterminée par une blessure qui lui avait emporté une très-grande partie du bras gauche, et précisement où fut tué le général Dugommier, à Darmions dans la Catalogne espagnole. Ne pouvant faire sur le champ de bataille l'opération de l'amputation à l'article (que je fis ensuite), à cause du feu continuel que l'ennemi faisait lorsqu'il voyait quatre ou six personnes réunies au-devant de la redoute, ne pouvant aussi faire la compression avec le doigt, en le transportant, vu les inégalités du chemin et vu son peu de largeur, je lui fis une espèce de garrot en passant une bande entre les cuisses, en en ramenant un chef à la partie antérieure de la poitrine et l'autre à la partie postérieure, les fixant ensemble, puis mettant une pelote derrière la clavicule et vis-à-vis l'artère axillaire : cette pelote recouverte par compresses graduées, je tournai avec le garrot qui comprimait passablement pour prévenir la perte du malade. J'avoue que si l'endroit où nous voulions le transporter pour faire l'opération à l'article eût été loin, le malade aurait péri d'hémorragie.

J'eus à soigner ensuite un dragon qui avait

reçu un coup de pointe de sabre qui lui avait lésé une des quatre artères torachiques, ce qui produisit en différentes reprises une perte de sang assez considérable pour m'alarmer sur le compte du malade : l'impossibilité d'en faire la ligature ni la compression me mit dans l'embarras. C'est alors que, pour comprimer l'artère, je fis exécuter l'instrument que je propose. Me rappelant d'ailleurs les principes physiologiques des hommes de la plus haute considération sur la sympathie des artères, qui disent avoir observé que lorsque le tronc principal d'une artère se trouve comprimé, l'action est très-diminuée dans ses ramifications, je me dis : en comprimant l'axillaire, je diminuerai l'action de celles qui en émanent ; diminuant de plus la quantité de sang qui passe, je faciliterai le caillot, et, par ce moyen, la cessation de l'hémorragie. Après l'adoption de cet instrument, j'obtins sous peu la guérison que je n'avais pu obtenir depuis plusieurs jours.

Lorsqu'on veut appliquer mon tourniquet pour comprimer l'une des artères des extrémités, on y ajoute un lacs circulaire qui fait le tour du membre et qui embrasse la vis et la plaque supérieure : les quatre cordons fixés aux anneaux s'attachent à une compresse très-forte qui entoure le membre.

Pour comprimer l'artère axillaire, il faut appliquer le tourniquet sur l'origine de cette artère à côté des muscles scalènes, derrière la clavicule; et les liens de la plaque supérieure se fixent à un T double, qui se trouve placé comme un bandage inguinal.

FIN

TABLE

DES MATIERES

Contenues dans cet ouvrage.

Nota. J'ai eu la permission de nommer les personnes qui se trouvent désignées dans l'ouvrage.

ERRATA.

Page 8 (Préface) ajoutez au commencement de la 14e. ligne *faites*.

Page 4, ligne 25e. écrouelle doit se lire avant *ozène* de la ligne suivante.

Page 6, ligne 18, *lisez :* dépuré au lieu d'absorbé.

Page 55, avant-dernière ligne, *lisez :* des au lieu de.

Page 79, ligne 21, *lisez :* de la sonde à poitrine après introduction.

Page 81, ligne 10, *lisez :* engorgement au lieu de engagement.

Page 98, première ligne, *lisez :* IIIe. observation au lieu de Ière.

Page 107, ligne 8ème. *lisez :* 1797, au lieu de 1767.

www.ingramcontent.com/pod-product-compliance
Ingram Content Group UK Ltd.
Pitfield, Milton Keynes, MK11 3LW, UK
UKHW021043230726
13926UKWH00004B/1636